## 출간을 하면서...

사람들은 모두 제각기 이루고자하는 목표가 있습니다. 그 목표를 이루기 위해서는 좌절도하고, 힘이 들어도 열정적인 도전정신을 가지고 끝까지 그 목표를 이뤄내야 합니다.

전국에 있는 물리치료학과 학생들은 물리치료사의 꿈을 갖고 각 대학에서 목표를 이루기 위해 그 향기를 주변에 풍기고자 합니다. 그러나 그 결실을 맺기 위해서는 넘어야 할 벽이 있습니다. 바로 국가고시입니다. 이 벽을 넘으면 각자 가는 길목에서 그윽한 서로의 향기를 뿜을 수 있을 것입니다. 따라서 물리치료학과 교수로서 해마다 이 벽을 넘고자 하는 학생들에게 무엇을 해야 할 것인가? 심도 있는 고민 끝에 벽을 넘기 위해 막연해하는 국시수험생들에게 도움이 될 수 있도록 교과서 중심의 물리치료사 국가고시 전 과목 요약집을 준비하고자 결심을 하게 되었는데, 마침 평소 지인이신 예당북스 최경락사장님께서 뜻을 같이하자는 제의가 와서 협의 후 전국의 국가고시 출제 및 특강 경험이 있는 물리치료학과 교수님들을 모시고 의견을 규합하여 여러 번 편집회의를 갖고 2년여의 오랜 준비기간을 걸쳐 교열과 교정을 통하여 자습서를 일구어 내게 되었습니다.

해마다 국시과목 중 문제유형이 구용어에서 신용어로, 문제문답 제시가 부정형에서 긍정형으로, 난이도의 깊이, 암기형보다는 해석형위주, 임상사례형과 문제해결형, 실제위주형으로 비중이 높아져 가는 추세로 변해가고 있습니다. 이에 맞춰 단순하면서도 깊이 있는 요약과 경험이 많은 교수님들의 지도와 교정으로 명확하고 간결하게 정리를 하여 어려움과 압박감 속에서 방황하는 수험생들에게 방향을 잡아주는 동반자의 역할을 하게 된 것입니다. 그러나 여러 교수님들이 함께 지적하고 지도했지만 자습서가 처녀작이라 앞으로도 계속적인 수정·보완이 필요하다고 생각됩니다.

본 자습서는 국가고시 기출 및 예상문제 등을 분석하여 구성하였고, 각 문제들의 해설을 제시하여 빠른 이해력을 높이도록 하였으며, 실기위주의 문제중심 해결형에 초점을 맞추고자 하였습니다.

학생들과 물리치료의 이론과 실제를 논하고 틈틈이 준비한 자습서가 출간을 앞두고 모아졌을 때 신기하리만큼 감동에 젖었고, 이 자습서들을 여러 교수님들과 교정을 보면서 언제나 끝날지 속박감에 젖어 안타까웠지만 국가고시를 준비하는 물리치료학과 학생들에게 조금이라도 도움이 된다면 그 동안의 고생은 보람으로 돌리고 싶습니다.

끝으로 이 자습서가 나올 수 있도록 지도·교정을 돌봐주신 **광양보건대 최은영, 광주보건대 한상완, 광주여대 윤세원, 경북전문대 조용호, 구미대 배주한, 남부대 김용남·김용성, 남서울대 이상빈, 대구가톨릭대 김중휘, 대구과학대 최석주·최유림, 대구보건대 김병곤·김상수·송준찬, 동신대 남기원, 목포과학대 윤희종, 서남내 박장성, 시영대 심재한, 세한대 강정일·이준희, 순천청암대 유영대, 영남이공대 권용현, 원광보건대 송명수, 전남과학대 황태연, 포항대 임상완, 한려대 조남정, 호남대 이현민 교수님** (대학교 생략, 가, 나, 다순)들과 뒤에서 묵묵히 작업한 대학원생과 전국물리치료학과 학생학술연구회 여러분께 고개숙여 감사드리며, 이 자습서가 출판될 수 있도록 끝까지 도움을 주신 예당북스 최경락사장님 그리고 편집부 직원여러분께 감사를 드립니다.

2013년 2월
김 용 남 교수

★★ 물리치료사 국가고시 대비 ★★

**2013년 신판!**

# Power Manual of

## 의료관계법규

전국물리치료학과 학생학술연구회 엮음

# Physical Therapy

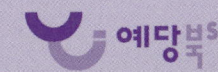

## 물리치료사 국가시험 대비 Power Manual 물리치료학을 내면서...

　물리치료사로서 그리고 물리치료학과를 다니는 학생을 대표하는 모임으로서 저희가 이 책을 만들게 된 계기는 후배들이 보다 멋진 물리치료사로 성장하기를 바라는 마음에서 출발하였습니다. 지금까지 물리치료사 국가시험을 대비하기 위해 기존의 몇몇 문제집을 보거나 선배들이 보던 책을 물려받던 것이 대부분 이었습니다. 하지만 이는 시험을 위한 준비 일뿐 실제로 임상에 나가서는 새롭게 다른 지식을 배워야 하고 습득해야 했습니다. 현재 보건분야는 빠르게 변화하고 있으며, 무한경쟁 시대로 돌입하고 있습니다. 우리 물리치료사도 그 시대의 변화에 따라 기존의 물리치료 지식을 바탕으로 더 많은 것을 배우고 실력을 갖추어야 경쟁력이 생기는 시대가 되었습니다. 이 책이 조금이나마 후배들에게 지식을 넓히는데 도움이 되고 임상에 후배들이 진출하였을 때 소통의 연결고리가 될 수 있는 책이 되었으면 하는 바람입니다.

　이 책에서는 기존의 국가고시 유형을 반영하여 편집을 하였고, 국가고시시험에 필요한 이론 뿐만 아니라 기본적으로 임상에서 필요한 이론들을 추가적으로 포함하고 있습니다. 또한 이 책에서는 다른 문제집과 비교하여 많은 수의 문제를 포함하고 있으므로 학습한 이론을 문제 풀기를 통하여 이론확립과 문제 유형 대비를 한 번에 할 수 있는 장점이 있습니다. 그리고 각 문제에는 문제해설을 통해 보다 편하고 쉽게 개념을 한 번 더 확인할 수 있도록 하였고, 어떠한 문제가 중요하게 여겨지는 지 스스로 판단할 수 있도록 하였습니다. 오답을 줄이고 올바른 개념정리를 위하여 계속되는 검토작업을 진행하였습니다. 비록 방대한 양이지만 시간을 두고 차근차근 준비를 한다면 국가고시 합격은 물론 자신의 실력을 한층 올릴 수 있는 계기가 될 것입니다.

　후배들을 위하는 마음으로 전국물리치료학과 학생학술연구회에서 이 책을 2년 동안 성심성의껏 만들었고, 전국에 계신 **광양보건대 최은영, 광주보건대 한상완, 광주여대 윤세원, 경북전문대 조용호, 구미대 배주한, 남부대 김용남 · 김용성, 남서울대 이상빈, 대구가톨릭대 김중휘, 대구과학대 최석주 · 최유림, 대구보건대 김병곤 · 김상수 · 송준찬, 동신대 남기원, 목포과학대 윤희종, 서남대 박장성, 서영대 심재환, 세한대 강정일 · 이준희, 순천청암대 유영대, 영남이공대 권용현, 원광보건대 송명수, 전남과학대 황태연, 포항대 임상완, 한려대 조남정, 호남대 이현민** 교수님들께서 직접 지도 · 교정을 해주셨습니다.

　이 책이 나오기까지 고생하신 전국물리치료학과 학생학술연구회 21대 위원진과 교수님들께 감사의 말씀을 전하며, 물리치료의 발전적인 방향으로의 성장을 위해 다 함께 노력했으면 하는 마음으로 이 책을 바칩니다.

2013년 2월
전국물리치료학과 학생학술연구회

| CONTENTS |

출간을 하면서
Power Manual 물리치료학을 내면서

## 01 의료기사 등에 관한 법률   13
1. 의료기사 등에 관한 법률 14
- 단원정리문제 22

## 02 의료법   35
1. 총칙 36
2. 의료인 38
3. 의료기관 52
4. 신의료기술평가 62
5. 의료광고 63
6. 감독 65
7. 보칙 71
8. 벌칙 74
- 단원정리문제 90

## 03 감염병의 예방 및 관리에 관한 법률   111
1. 총칙 112
2. 기본계획 및 사업 115
3. 신고 및 보고 117
4. 감염병 감시 및 역학조사 등 119
5. 고위험병원체 123
6. 예방접종 124
7. 감염 전파의 차단 조치 127
8. 예방조치 131
9. 방역관, 검역위원 및 예방위원 등 134
10. 경비 136
11. 보칙 140
12. 벌칙 141
- 단원정리문제 149

## 04 지역보건법   173
1. 지역보건법 174
- 단원정리문제 190

참고문헌 202

# Chapter 1

# 의료기사 등에 관한 법률

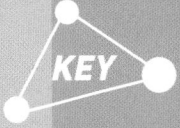

- 의료기사 등에 관한 법률을 다룬 chapter입니다. 의료기사가 지켜야할 기본적인 법률이므로 참고하시면 나중에 물리치료사가 되어서도 도움이 될만한 내용들입니다.
- 전체적인 흐름을 파악하시고 기본적인 내용들은 암기하시기 바랍니다.
- 특히 기간과 벌금에 대해서는 철저히 암기하시기 바랍니다.

## 꼭! 알아두기

1. 의료기사법의 목적, 정의, 업종 및 업무 범위
2. 의료기사의 자격정지, 면허취소, 결격사유 구분
3. 의료기사의 보수교육
4. 의료기사의 국가고시 시험
5. 법률위반 시 과태료 및 벌금

# CHAPTER 01 의료기사 등에 관한 법률

| 법 | 일부개정 2011.11.22 |
| 시행령 | 일부개정 2012. 5. 22 |
| 시행규칙 | 일부개정 2012. 5. 23 |

## ■ 목적 (제1조)

(1) 의료기사, 의무기록사, 안경사의 자격 · 면허 등에 관한 필요한 사항을 규정

(2) 국민의 보건 · 의료 향상에 이바지하기 위함이다.

## ■ 의료기사 등의 정의

(1) **의료기사** : 의사 또는 치과의사의 지도 하에 진료 또는 의 · 화학적 검사에 종사하는 자

(2) **의료기사 등**
   ① 의무기록사 : 의무에 관한 기록을 주된 업무로 하는 자
   ② 안경사 : 시력 보정용 안경의 조제 및 판매와 콘택트렌즈의 판매를 주된 업무로 하는 자

## ■ 의료기사의 종별 (제2조)

(1) 임상병리사
(2) 방사선사
(3) 물리치료사
(4) 작업치료사
(5) 치과기공사
(6) 치과위생사

## ■ 업무 범위와 한계

(1) **임무 범위** (제 3조)
   - 업무의 범위와 한계는 대통령령으로 정한다.

(2) **업무 범위와 한계** (시행령 제2조) 〈전문개정 2012. 5. 22〉
   ① 임상병리사 : 병리학 · 미생물학 · 생화학 · 기생충학 · 혈액학 · 혈청학 · 법의학 · 요화학 · 세포병리학 · 방사성 동위원소를 사용한 가검물 등의 검사 및 생리학적 검사의 분야에서 임상 병리검사 업무에 필요한 기계 · 기구 · 시약 등의 보관 · 관리 · 사용, 가검물 등의 채취 · 검사, 검사용 시약의 조제, 혈액의 채혈 · 제제 · 조작 · 보존 · 공급 기타 임상 병리검사 업무에 종사
   ② 방사선사 : 전리 및 비전리 방사선의 취급과 방사성 동위원소를 이용한 핵의학적 검사 및 의료 영상진단기 · 초음파 진단기의 취급, 방사선 기기 및 부속 기자재의 선택 및 관리 업무에 종사
   ③ 물리치료사 : 온열 치료, 전기 치료, 광선 치료, 수 치료, 기계 및 기구 치료, 마사지, 마사지 · 기능훈

련·신체교정 운동 및 재활훈련과 이에 필요한 기기·약품의 사용·관리, 기타 물리요법적 치료 업무

④ 작업치료사 : 신체 부분의 기능 장애를 원활하게 회복시키기 위하여 장애가 있는 신체 부분을 습관적으로 계속 움직이게 하여 지정된 물체를 만들거나 완성된 기구를 사용할 수 있도록 훈련·치료

⑤ 치과기공사 : 치과의사의 진료에 필요한 작업 모형, 보철물 (심미 보철물과 악안면 보철물을 포함한다), 임플란트 맞춤 지대주 (支臺柱) 및 상부 구조, 충전물 (充塡物), 교정 장치 등 치과기공물의 제작·수리 또는 가공, 그 밖의 치과기공업무

⑥ 치과위생사 : 치석 등 침착물 제거, 불소 도포, 임시 충전, 임시 부착물 장착, 부착물 제거, 치아 본뜨기, 교정용 호선 (弧線)의 장착·제거, 그 밖에 치아 및 구강 질환의 예방과 위생에 관한 업무, 이 경우에 안전관리기준에 맞게 진단용 방사선 발생장치를 설치한 보건기관 또는 의료기관에서 구내 (口內) 진단용 방사선 촬영 업무를 할 수 있다.

⑦ 의무기록사 : 의료기관에서 질병 및 수술 분류·진료 기록의 분석·진료통계·암 등록·전사 등 각종 의무에 관한 기록 및 정보를 유지·관리하고 이를 확인하는 업무에 종사

⑧ 안경사 : 안경(시력보정용으로 한정. 이하 같다)의 조제 및 판매와 콘택트렌즈(시력보정용이 아닌 것을 포함)의 판매 업무. 이 경우 안경 및 콘택트렌즈의 도수를 조정하기 위한 시력검사[약제를 사용하는 시력검사 및 자동굴절검사기기를 사용하지 아니하는 타각적 (他覺的) 굴절검사는 제외]를 할 수 있다. 다만, 6세 이하의 아동에 대한 안경의 조제·판매와 콘택트렌즈의 판매는 의사의 처방에 따라야 한다.

## ▣ 면허 (제4조)

- 다음의 어느 하나에 해당하는 사람으로서, 국가시험 합격 후 보건복지부장관에게 면허를 받는다.

(1) 취득하려는 면허에 상응하는 보건의료에 관한 학문을 전공하는 대학·산업대학 또는 전문대학을 졸업한 자

(2) 보건복지부장관이 인정하는 외국의 제1호에 해당하는 학교와 같은 수준 이상의 교육 과정을 이수하고 외국의 해당 의료기사 등의 면허를 받은 자

## ▣ 결격 사유 (제5조)

(1) 정신질환자, 다만 전문의가 의료기사 등으로서 적합하다고 인정하는 사람은 그러하지 아니하다.

(2) 마약·대마 또는 향정신성 의약품 중독자

(3) 금치산자·한정치산자

(4) 이 법 또는 형법, 보건관련법에 위반하여 금고 이상의 실형을 선고받고 그 집행이 종료되지 아니하거나 면제되지 아니한 자

## ▣ 국가시험 (제6조)

(1) 실시 : 대통령령이 정하는 바에 의하여 매년 1회 이상 보건복지부장관이 실시

(2) 국가시험의 범위 (시행령 제3조) 〈전문개정 2012. 5. 22〉

① 시험은 필기시험과 실기시험으로 구분하여 실시하되, 실기시험은 필기시험 합격자에 한하여 실시, 다만 보건복지부장관이 필요하다고 인정하는 경우에는 필기시험과 실기시험을 병합하여 실시할 수 있다.

② 필기시험의 시험과목, 실기시험의 범위 및 합격자 결정, 기타 필요한 사항은 보건복지부령으로 정한다.

(3) 국가시험 시행과 공고 (시행령 제4조) 〈전문개정 2012. 5. 22〉

① 보건복지부장관은 대통령이 정하는 바에 의하여 시험관리 능력이 있다고 인정하는 아래의 관계전문기관으로 하여금 국가시험을 관리하게 할 수 있다.
    a. 정부가 설립·운영 비용의 일부를 출연한 비영리법인일 것
    b. 국가시험에 관한 조사·연구 등을 통하여 국가시험에 관한 전문적인 능력을 갖출 것
② 국가시험 관리기관의 장은 국가시험을 실시하고자 할 때에는 미리 보건복지부장관의 승인을 얻어 시험일시·시험장소·시험과목, 응시원서 제출기간, 기타 시험 실시에 필요한 사항을 시험일 90일 전까지 공고하여야 한다. 다만, 시험장소는 지역별 응시인원이 확정된 후 시험일 30일 전까지 공고

(4) 국가시험 응시 (시행령 제6조) 〈전문개정 2012. 5. 22〉
    – 국가시험에 응시하고자 하는 자는 국가시험 관리기관의 장이 정하는 응시원서를 국가시험 관리기관의 장에게 제출

(5) 합격자 결정 (시행규칙 제9조) 〈전문개정 2012. 5. 23〉
    ① 필기시험은 각 과목 만점의 40% 이상, 전과목 총점의 60% 이상, 실기시험은 60% 이상 득점한 자
    ② 국가시험의 출제 방법, 과목별 배점 비율, 기타 시험의 시행에 관하여 필요한 사항은 국가시험 관리기관의 장이 정한다.

## ■ 면허의 등록 (제8조)

(1) 보건복지부장관은 의료기사 등의 면허를 할 때에는 그 종류에 따르는 면허대장에 그 면허에 관한 사항을 등록하고 면허증을 교부한다.
(2) 면허에 관련된 사항은 보건복지부령으로 정한다.
(3) 면허증의 발급 (시행규칙 제12조) 〈개정 2012. 5. 23〉
    ① 면허증의 발급 신청을 받았을 때에는 면허증 발급을 신청받은 날부터 14일 이내에 발급
    ② 다만, 법 제4조 제1항 제4호에 해당하는 사람의 경우에는 외국에서 면허를 받은 사실 등에 대한 조회가 끝난 날부터 14일 이내에 발급하여야 한다.

## ■ 무면허자의 업무 금지 등 (제9조)

(1) 취득하고자 하는 면허에 상응하는 교육 과정을 이수하기 위하여 실습 중에 있는 자의 실습에 필요한 경우는 제외한다 (3년 이하의 징역 또는 1천 만원 이하의 벌금).
(2) 의료기사 등이 아니면 의료기사 등의 명칭 또는 이와 유사한 명칭을 사용하지 못한다 (300만원 이하의 벌금).
(3) 면허증은 타인에게 대여하지 못한다 (3년 이하의 징역 또는 1천 만원 이하의 벌금).

## ■ 실태 등의 신고 (제11조)

(1) 의료기사 등은 최초로 면허를 받은 후부터 3년마다 그 실태와 취업 상황을 보건복지부장관에게 신고하여야 한다.
(2) (1)의 신고는 보건복지부장관이 보건 의료 시책 상 필요하다고 인정할 때에 이를 하게 한다.
(3) 보건복지부장관은 신고를 하게 하려는 경우에는 신고의 방법, 절차, 기타 신고에 필요한 사항을 정하여 신고 시작 60일 전까지 공고하여야 한다.

## ◩ 치과기공사

(1) 치과기공소 개설 · 등록 (제11조의 2)
① 치과 의사 또는 치과기공사만이 개설할 수 있다 (치과기공사의 면허 없이 개설 시 3년 이하의 징역 또는 1천 만원 이하의 벌금에 처함).
② 1개소의 치과기공소만을 개설할 수 있다 (위반 시 300만원 이하 벌금).
③ 보건복지부령이 정하는 바에 따라 특별자치도지사 · 시장 · 군수 · 구청장에게 개설 · 등록 (위반 시 300만원 이하 벌금)
④ 보건복지부령으로 정하는 시설 및 장비를 갖추어야 한다.

(2) 치과기공사의 준수 사항 (제11조의 3)
① 치과기공사는 치과기공물제작 등 업무를 수행할 때 치과의사가 발행한 치과기공물제작의뢰서에 따라야 한다.
② 치과기공물 제작의뢰서를 보존하여야 한다.
③ 업무를 의뢰한 치과의사는 기공물 제작 등이 적합하게 이루어지고 있는지 여부를 확인할 수 있으며, 해당 치과기공소 개설자는 이에 따라야 한다.

(3) 치과기공물 제작의뢰서 (시행규칙 제12조의 4) 〈전문개정 2012. 5. 23〉
- 치과의사 및 치과기공소 개설자는 각자 2년 동안 보존

## ◩ 안경업소의 개설 등록 등 (제12조) 〈시행일 2012. 5. 23〉

(1) 안경사가 아니면 안경을 조제하거나 안경 및 콘택트렌즈의 판매업소를 개설할 수 없다 (3년 이하 징역, 1천 만원 이하 벌금).
(2) 안경사는 1개소만 개설 (2개 이상 개설 시 300만원 이하 벌금)
(3) 보건복지부령이 정하는 바에 의하여 시 · 군 · 구청장에게 등록 (미등록 개설 시 300만원 이하 벌금)
(4) 누구든지 안경 및 콘택트렌즈를 전자상거래 및 통신판매의 방법으로 판매하여서는 아니된다 (위반 시 300만원 이하 벌금).
(5) 안경사는 안경 및 콘택트렌즈를 안경업소에서만 판매하여야 한다 (위반 시 300만원 이하 벌금).
(6) 안경사는 콘택트렌즈의 사용 방법과 부작용에 관한 정보를 제공하여야 한다.

## ◩ 폐업 등의 신고 (시행규칙 제16조) 〈전문개정 2012. 5. 23〉

- 치과기공소 또는 안경업소의 폐업 또는 등록사항 변경 신고를 하려는 사람은 치과기공소 · 안경업소 폐업 또는 등록사항 변경신고서에 개설등록증을 첨부하여 폐업하거나 등록사항을 변경한 날부터 14일 이내에 특별자치도지사 · 시장 · 군수 · 구청장에게 제출하여야 한다.

## ◩ 보고와 검사 등 (제15조)

- 보건복지부장관, 시 · 도지사 또는 시 · 군 · 구청장은 치과기공소 또는 안경업소의 개설자에게 그 지도 · 감독에 필요한 범위에서 보고를 명하거나 소속공무원으로 하여금 업무 상황, 시설 등을 검사하게 할 수 있으며, 소속공무원은 그 권한을 나타내는 증표를 지니고 이를 관계인에게 보여주어야 한다.

◩ 협회 (제16조)
  (1) 그 면허의 종류에 따라 전국적 조직을 가지는 단체를 설립할 수 있다.
  (2) 협회는 법인으로 한다.
  (3) 이 법에 규정되지 아니한 사항은 「민법」 중 사단법인에 관한 규정을 준용

◩ 보수교육 〈개정 제목 2012. 5. 23〉
  (1) 보건복지부령이 정하는 바에 의하여 보수 교육을 받는다.
  (2) 연간 8시간 이상
  (3) 보수교육 면제
    ① 군복무 중인 자
    ② 본인의 질병 기타 불가피한 사유로 보수교육 받기 곤란한 자
  (4) 보수교육 업무의 위탁 (시행령 제14조) 〈전문개정 2012. 5. 22〉
    ① 관련된 학과가 개설된 전문대학 이상의 학교
    ② 법 제16조에 따라 설립된 단체
    ③ 관련된 연구기관
  (5) 보수교육 실적 보고 (시행규칙 제19조) 〈전문개정 2012. 5. 23〉
    - 기관의 장은 보수교육 실시 후 2개월 이내에 실적보고서를 보건복지부장관에게 제출
  (6) 관계 서류 : 3년간 보존 (보수교육 대상자, 면제자 명단과 교육 이수 사실을 확인할 수 있는 서류)

◩ 면허의 취소 (제21조)와 면허증의 재교부 (시행령 제12조)
  (1) 행정 처분 기준 : 면허취소·자격정지·시정명령·개설등록 취소의 규정에 대한 세부적인 사항은 보건복지부령으로 정한다.

| 면허취소 사유 | 면허증의 재교부 |
| --- | --- |
| 결격사유 제5조 1호~3호에 해당하는 자<br>(정신질환·마약중독·금치산자) | 취소의 원인이 된 사유가 소멸된 때 |
| 결격사유 제5조 4호에 해당하는 자<br>(금고 이상 실형) | 해당 형의 집행 종료 후 1년이 경과 시 |
| 타인에게 면허증을 대여한 자<br>면허 자격정지 기간 중 업무를 한 자<br>3회 이상 면허 자격정지 처분을 받은 경우 | 면허가 취소된 후 1년 경과 시 |
| 치과기공물제작의뢰서에 따르지 아니하고<br>치과기공물제작 등 업무를 한 때 | 면허가 취소된 후 6개월 경과 시 |

  (2) 면허증의 회수 (시행규칙 제24조) 〈전문개정 2012. 5. 23〉
    - 시·군·구청장은 지체 없이 면허자격의 취소처분을 받은 해당 의료기사 등의 면허증을 회수하여 시·도지사를 거쳐 보건복지부장관에게 제출하여야 한다.

## ■ 자격의 정지 (제22조)

(1) 자격정지 기간 : 6개월 이내의 기간을 정하여 면허 자격정지

(2) 자격정지 사유

① 품위를 현저히 손상시키는 행위

② 치과기공소 또는 안경업소의 개설자가 될 수 없는 자에게 고용되어 치과기공소 또는 안경사의 업무를 한 경우

    a. 의료기관 또는 치과기공소가 아닌 곳에서 치과기공사 업무
    b. 개설등록을 하지 아니하고 치과기공소를 개설·운영
    c. 치과기공물제작의뢰서를 보존하지 아니한 때
    d. 치과기공물제작을 의뢰한 치과의사의 지도에 따르지 않을 때

③ 기타 이 법 또는 이 법의 명령 위반

(3) 품위 손상행위의 범위 (시행령 제13조) 〈전문개정 2012. 5. 22〉

   – 품위 손상행위의 범위는 대통령령으로 정함.

① 의료기사 등의 업무의 범위를 일탈하는 행위
② 의사·치과의사 지도 무시 업무(의무기록사, 안경사 제외)
③ 학문적·윤리적 인정되지 아니한 방법으로 업무
④ 검사 결과를 다르게 판시하는 행위

(4) 보건복지부장관은 의료기사 등이 제11조에 따른 신고를 하지 아니한 때에는 신고할 때까지 면허의 효력을 정지할 수 있다.

## ■ 시정명령 (제23조)

– 특별자치도지사·시장·군수·구청장은 치과기공소 또는 안경업소의 개설자가 다음의 어느 하나에 해당되는 때에는 시정을 명할 수 있다.

① 시설 및 장비가 미비하거나 안경사가 콘택트렌즈의 사용 방법과 부작용에 관한 정보를 제공하지 아니한 때
② 폐업 또는 등록의 변경사항을 신고하지 아니한 때

## ■ 개설등록의 취소 (제24조)

– 다음 중 하나에 해당할 때 6개월 이내의 기간을 정하여 영업을 정지시키거나 등록을 취소

(1) 2개소 이상 치과기공소 또는 안경업소 개설(300만원 이하 벌금)
(2) 허위·과대 광고
(3) 안경사의 면허가 없는 사람이 조제 및 판매
(4) 영업정지 기간 중 영업을 계속한 때(재개설 금지 기간 6개월 이내)
(5) 치과기공사가 아닌 자가 업무를 하게 한 때
(6) 시정명령을 이행하지 아니한 때

① 개설등록의 취소처분을 받은 사람은 그 등록취소처분을 받은 날부터 6개월 이내에 치과기공소 또는 안경업소를 개설하지 못한다.

② 치과기공소 또는 안경업소의 개설자가 제22조에 따른 면허자격 정지처분을 받은 경우에는 그 면허자격 정지기간 동안 해당 치과기공소 또는 안경업소는 영업을 하지 못한다 (다만, 치과기공소의 개설자가 치과기공물제작의뢰서를 보존하지 아니하거나, 치과의사가 의뢰한 치과기공물제작 업무를 지시에 적합하게 따르지 않을 경우에 따른 면허자격 정지처분을 받은 경우 예외).

## ▣ 청문 (제26조)

- 보건복지부장관 또는 특별자치도지사·시·군·구청장은 다음의 처분 시 청문을 실시한다.
    (1) 면허의 취소
    (2) 등록의 취소

## ▣ 권한의 위임 또는 위탁 (제28조)

(1) 보건복지부장관의 권한은 대통령령이 정하는 바에 의하여 다음에 위임
    ① 시·도지사
    ② 질병관리본부장
    ③ 시·군·구청장
    ④ 보건소장

(2) 보건복지부장관은 의료기사 등의 실태 등의 신고수리, 의료기사 등에 대한 교육 등 업무의 일부를 대통령령이 정하는 바에 의하여 관계전문기관 또는 단체 등에 위탁할 수 있다 (시행일 2014.11.23).

## ▣ 벌칙

(1) 3년 이하의 징역 또는 1천 만원 이하의 벌금 (제30조)
    ① 의료기사의 면허없이 의료기사 등의 업무를 행한 자
    ② 타인에게 면허증을 대여한 자
    ③ 업무 상 알게된 비밀을 누설한 자 (다만, 이 죄는 고소가 있어야 공소를 제기할 수 있음)
    ④ 치과기공사의 면허없이 치과기공소를 개설한 자 (다만, 개설등록을 한 치과의사는 제외)
    ⑤ 치과의사가 발행한 치과기공물제작의뢰서에 따르지 아니하고 치과기공물제작 등 업무를 행한 자
    ⑥ 안경사의 면허 없이 안경업소를 개설한 자

(2) 300만원 이하의 벌금 (제31조)
    ① 의료기사 등의 명칭 또는 이와 유사한 명칭을 사용한 자
    ② 2개소 이상의 치과기공소, 안경업소 개설
    ③ 등록을 하지 아니하고 개설
    ④ 안경 및 콘택트렌즈를 전자상거래 및 통신판매의 방법으로 판매하거나 안경업소 외의 장소에서 판매한 자
    ⑤ 영리를 목적으로 고객 알선·소개 또는 유인한 자

### ■ 과태료 (제33조)

(1) 100만원 이하의 과태료 부과기준
　① 실태와 취업상황에 관한 신고를 하지 않은 자 : 부과금액 30만원 (2014.11.23 삭제 예정)
　② 폐업신고를 하지 않거나 등록사항의 변경신고를 하지 않은 자 : 부과금액 30만원
　③ 제15조에 의해 명한 보고를 하지 않거나 검사를 거부, 기피 또는 방해한 자 : 부과금액 100만원

(2) 보건복지부장관 특별시장·광역시장·도지사 또는 시·군·구청장은 다음의 어느 하나에 해당하는 경우 과태료 금액의 2분의 1의 범위에서 그 금액을 줄일 수 있다. 다만, 과태료를 체납하고 있는 위반행위자에 대해서는 그러하지 아니하다.
　① 위반행위자가 「질서위반행위규제법 시행령」 제2조의 2 제1항 각 호의 어느 하나에 해당하는 경우
　② 위반행위자가 처음 해당 위반행위를 한 경우로서 1년 이상 해당 영업을 모범적으로 영위한 사실이 인정되는 경우
　③ 위반행위가 사소한 부주의나 오류로 인한 것으로 인정되는 경우
　④ 위반행위자가 법 위반 상태를 시정하거나 해소하기 위하여 노력한 것이 인정되는 경우
　⑤ 그 밖에 위반 행위의 정도, 위반행위의 동기와 그 결과, 위반 횟수 등을 고려하여 그 금액을 줄일 필요가 있다고 인정되는 경우

(3) 위반행위의 정도, 위반행위의 동기와 그 결과, 위반 횟수 등을 고려하여 제(2)호에 따른 과태료 금액의 2분의 1의 범위에서 그 금액을 늘릴 수 있다. 다만, 늘리는 경우에도 법 제33조 제(1)항에 따른 과태료 금액의 상한을 넘을 수 없다.

# CHAPTER 01 단원정리문제

**01** 의료기사의 종별로 옳지 않은 것은?

① 임상병리사
② 방사선사
③ 물리치료사
④ 치과기공사
⑤ 의무기록사

▶ - 의료기사 6종 : 임상병리사, 방사선사, 물리치료사, 작업치료사, 치과기공사, 치과위생사
- 의료기사 등 : 안경사, 의무기록사

**02** 안경사의 안경업소 개설 시 해야 하는 절차로 맞는 것은?

① 시·도지사에게 개설 신고
② 시·도지사에게 개설 등록
③ 시장·군수·구청장에게 개설 신고
④ 시장·군수·구청장에게 개설 등록
⑤ 시·도지사 및 장·군수·구청장에게 개설 보고

▶ 보건복지부령에 따라 시·군·구청장에게 등록

**03** 의료기사 등의 업무 범위로 틀린 것은?

① 치과기공사 : 교정 장치의 제작, 수리
② 작업치료사 : 기능 장애를 원활하게 회복시키기 위하여 훈련
③ 임상병리사 : 방사성 동위원소를 이용한 생리학적 검사, 가검물 등의 검사
④ 방사선사 : 방사성 동위원소를 이용한 핵의학적 검사
⑤ 안경사 : 시력 보정용 안경 및 콘택트 렌즈의 조제 및 판매

▶ - 시력 보정용 안경의 조제(콘텍트 렌즈 조제 제외) 및 판매 업무에 종사. 이 경우 안경 도수를 조정하기 위한 시력검사를 할 수 있음.
- 6세 이하의 아동에 대한 안경의 조제·판매와 콘텍트렌즈의 판매는 의사의 처방에 따라야 함.

정답 : 1_⑤ 2_④ 3_⑤

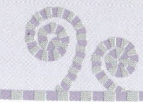

**04** 의료기사 등에 관한 법률의 목적으로 맞지 않는 것은?

① 국민의 보건 향상
② 병원의 복지 증진
③ 국민의 의료 향상
④ 의료기사 등의 정의
⑤ 국민의 보건 및 의료 향상에 이바지

**05** 의료기사 등에 관한 법률에서 보건복지부장관의 권한 일부를 위임할 수 있는 대상으로 맞는 것은?

> 가. 질병관리본부장
> 나. 보건소장
> 다. 시·도지사
> 라. 시장·군수·구청장

① 가, 나, 다
② 가, 다
③ 나, 라
④ 라
⑤ 가, 나, 다, 라

**06** 물리치료사의 업무 범위로 맞는 것으로 묶인 것은?

> 가. 광선치료, 수치료, 온열치료, 전기치료
> 나. 마사지, 기능훈련, 신체교정운동, 재활훈련
> 다. 물리요법적 치료 업무
> 라. 기계 및 기구치료, 초음파 진단의 취급 업무

① 가, 나, 다
② 가, 다
③ 나, 라
④ 라
⑤ 가, 나, 다, 라

---

**단원정리문제 해설**

▶ 목적
- 국민의 보건·의료 향상에 이바지하기 위함.

▶ 보건복지부장관의 권한은 대통령령이 정하는 바에 의하여 위임
- 시·도지사
- 질병관리본부장
- 시·군·구청장
- 보건소장

▶ 물리치료사의 업무 범위
- 광선치료, 수치료, 온열치료, 전기치료
- 마사지, 기능훈련, 신체교정 운동, 재활훈련과 필요한 기기의 사용 관리
- 물리요법적 치료 업무

정답 : 4_② 5_⑤ 6_①

**07** 의료기사 등의 단체(협회)에 대한 내용으로 맞는 것은?

① 의료기사 면허 취득 시 당연히 협회의 회원이 된다.
② 전국적 조직을 가져야 한다.
③ 법률에 규정되지 아니한 사항은 민법 중 사단법인에 관한 규정을 준용한다.
④ 의료기사 등은 협회를 설립할 수 없다.
⑤ 일정 이상의 자산을 가져야 된다.

▶ - 의료기사 등은 협회를 설립할 수 있다.
- 협회는 법인
- 협회는 비영리 사단법인
- 법률에 규정되지 아니한 사항은 민법 중 사단법인에 관한 규정을 준용
- 모든 의료기사가 협회에 회원이 되지 않는다.
- 협회 가입에 대한 조건은 없다.
- 전국적인 조직을 만들 필요는 없다.

**08** 의료기사 등의 면허증 재교부 할 수 없는 경우는?

① 면허증 분실, 훼손 시
② 결격사유 등 면허 취소의 원인이 소멸한 때
③ 면허증 대여로 면허 취소 처분 받은 후 1년이 경과하고 뉘우치는 빛이 뚜렷한 때
④ 면허 자격정지 기간 만료 시
⑤ 기재사항 변경 시

▶ 의료기사의 면허증 재교부 하는 경우
- 면허증 분실, 훼손, 기재사항 변경
- 보건복지부장관에게 재교부 신청
- 결격사유 등 면허취소의 원인이 소멸한 때
- 면허증 대여로 면허취소 처분 받은 후 1년이 경과하고 뉘우치는 빛이 뚜렷한 때

**09** 의료기사의 면허대여로 면허가 취소된 경우에 재교부 금지기간으로 맞는 것은?

① 취소된 날로부터 1개월 이내
② 취소된 날로부터 6개월 이내
③ 취소된 날로부터 1년 이내
④ 취소된 날로부터 2년 이내
⑤ 취소된 날로부터 3년 이내

▶ 8번 해설 참조

정답 : 7_③ 8_④ 9_③

**10** 의료기사가 될 수 있는 자로 맞는 것은?

① 정신지체자
② 마약·대마 향정신성 의약품 중독자
③ 금치산자·한정치산자
④ 금고이상의 실형의 선고를 받고 그 집행이 종료되지 아니한 자
⑤ 인격장애·알코올 중독

▶ 정신지체인 중 전문의가 의료기사로 적합하다고 인정하는 자, 파산선고를 받고 복권되지 아니한 자는 의료기사로서 결격사유에 포함되지 않는다.

**11** 의료기사 등의 실태와 취업상황의 신고내용으로 맞지 않은 것은?

① 대통령령이 정하는 바에 의하여 보건복지부장관에게 신고한다.
② 1년에 한번 실시하여 매년 2월 말까지 신고한다.
③ 신고의 방법, 절차 기타 신고에 필요한 사항을 정하여 신고개시 60일 전까지 공고한다.
④ 위반 시 100만원 이하의 과태료를 부과한다.
⑤ 보건복지부장관이 보건의료시책 상 필요하다고 인정할 때 신고한다.

▶ - 대통령령이 정하는 바에 의하여 보건복지부장관에게 신고
- 신고의 방법, 절차 기타 신고에 필요한 사항을 정하여 신고개시 60일 전까지 공고
- 위반 시 100만원 이하 과태료
- 보건복지부장관이 보건의료시책 상 필요하다고 인정할 때 신고

**12** 의료기사 등의 면허취소 사유로 틀린 것은?

① 자격정지 기간 중에 의료기사 등의 업무
② 2회 이상 자격정지 처분 시
③ 의료법을 위반하여 금고이상 형을 선고받은 경우
④ 면허증 대여 시
⑤ 결격사유에 해당하는 경우

▶ - 자격정지 기간 중에 의료기사 등의 업무
- 결격사유에 해당하는 경우
- 의료법을 위반하여 금고이상 형을 선고받은 경우
- 면허증 대여 시
- 3회 이상 자격정지 처분 시

정답 : 10_① 11_② 12_②

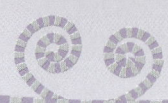 단원정리문제 해설

**13** 의료기사 등의 보수교육에 대한 내용으로 틀린 것은?

① 보수교육 시간은 연간 8시간 이상이다.
② 교육 능력을 갖춘 기관에 위탁하여 실시
③ 군복무 중이거나 질병 등의 사유 시 면제된다.
④ 보수교육 관계서류는 1년간 보존한다.
⑤ 보수교육 실시기관의 장은 보수교육을 받은 자에 대하여 보수 교육이수증을 교부하여야 한다.

▶ - 보수교육은 연간 8시간 이상 (매년1회 이상 X)
- 보수교육 관련서류는 3년간 보존
- 의료기사 면허소지자는 보수교육 필수
- 의료기사 등 단체장은 보수교육 업무를 위탁 가능
- 해당 업무에 종사하지 않는 자는 교육을 받지 않아도 된다.
- 불가피한 사유로 보수교육을 받기 곤란한 자는 면제한다(보건복지부장관 인정 시).

**14** 보건복지부장관은 의료기사면허증 교부신청을 받은 날부터 몇 개월 내에 교부해야 하는가?

① 일주일 이내  ② 2주일 이내
③ 1개월 이내  ④ 90일 이내
⑤ 제한 없음

▶ 14일 (의료인도 동일함)

**15** 양벌 규정이 적용되는 경우로 맞는 것으로 조합된 것은?

가. 무면허 의료기사 행위 시
나. 의료기사의 품위손상 행위
다. 2개소 이상의 안경업소를 개설한 자
라. 결격사유에 해당하는 경우

① 가, 나, 다  ② 가, 다  ③ 나, 라
④ 라  ⑤ 가, 나, 다, 라

정답 : 13_④  14_②  15_①

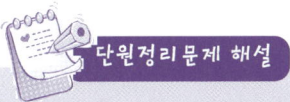

**16** 의료기사 등의 의무로 맞지 않은 것은?

① 취업상황의 신고　　② 비밀누설의 금지
③ 보수교육 이수　　　④ 실태의 신고
⑤ 요양방법의 지도

▶ 실태 등의 신고
- 취업상황을 보건복지부장관에게 신고
- 실태와 취업상황에 관한 신고
- 보수교육 이수
- 비밀누설 금지

**17** 다음 빈 칸에 들어갈 말로 맞게 나열된 것은?

'의료기사는 의사 또는 치과의사의 지도 하에 (　　　)
또는 (　　　)에 종사하는 자'

① 진단, 의·화학적 검사　　② 간호, 의·화학적 검사
③ 치료, 간호　　　　　　　④ 진료, 간호
⑤ 진료, 의·화학적 검사

▶ 의료기사
- 의사 또는 치과의사의 지도 하에 진료 또는 의·화학적 검사에 종사하는 자

**18** 의료기사 등의 법률에서 장관 또는 시장·군수·구청장이 청문을 실시하는 경우로 맞는 것은?

가. 의료기사 등의 면허의 취소
나. 의료기사 등의 면허정지
다. 안경업소 개설 등록취소
라. 치과기공소의 개설 인정 시

① 가, 나, 다　　② 가, 다　　③ 나, 라
④ 라　　　　　⑤ 가, 나, 다, 라

▶ 청문
- 면허의 취소
- 등록의 취소

정답 : 16_⑤  17_⑤  18_②

**19** 의료기사 등의 자격정지에 관한 내용으로 맞지 않은 것은?

① 보건복지부장관이 면허자격을 정지한다.
② 면허자격정지 기간은 6개월 이내로 한다.
③ 품위손상 행위 시 자격을 정지할 수 있다.
④ 의료기사의 면허취소와는 관련이 없다.
⑤ 품위손상 행위는 대통령령으로 명시되어 있다.

**20** 의료기사 국가시험의 실시는 누가 하는가?

① 국가시험 관리기관의 장
② 대통령
③ 시 · 도지사
④ 보건복지부장관
⑤ 시 · 군 · 구청장

**21** 의료기사 등의 품위손상 행위가 아닌 것은?

① 의료기사 등의 업무범위를 일탈하는 행위
② 의사 지도에 의하지 아니하고 업무하는 행위
③ 의료기사 면허를 타인에게 대여하는 행위
④ 검사 결과를 다르게 판시하는 행위
⑤ 윤리적으로 허용되지 않는 방법으로 업무

단원정리 문제 해설

▶ - 의료기사 등의 업무범위를 일탈하는 행위
 - 의사 지도에 의하지 아니하고 업무하는 행위
 - 학문적으로 인정되지 않는 방법으로 업무
 - 검사 결과를 다르게 판시하는 행위
 - 윤리적으로 허용되지 않는 방법으로 업무
 - 보건복지부장관이 면허자격을 정지
 - 면허자격정지 기간은 6월 이내
 - 품위손상 행위는 대통령령에 명시

▶ 보건복지부장관은 대통령이 정하는 바에 의하여 매년 1년 이상 실시

▶ - 의료기사 등의 업무범위를 일탈하는 행위
 - 의사 지도에 의하지 아니하고 업무하는 행위
 - 학문적으로 인정되지 않는 방법으로 업무
 - 검사 결과를 다르게 판시하는 행위
 - 윤리적으로 허용되지 않는 방법으로 업무
 - 보건복지부장관이 면허자격을 정지
 - 면허자격정지 기간은 6월 이내
 - 품위손상 행위는 대통령령에 명시

정답 : 19_④  20_④  21_③

**22** 의료기사 등의 국가시험은 무엇이 정하는 바에 의하여 매년 1회 이상 실시하는가?

① 대통령령
② 보건복지부령
③ 시·도지사
④ 시·군·구청장
⑤ 국가시험 관리기관의 장

▶ 보건복지부장관은 대통령이 정하는 바에 의하여 매년 1년 이상 실시

**23** 면허증 없이 의료기사의 업무행위를 한 경우의 처벌로 맞는 것은?

① 300만원 이하의 벌금
② 1년 이하의 징역, 500만원 이하의 벌금
③ 3년 이하의 징역, 1천 만원 이하의 벌금
④ 3년 이하의 징역, 3천 만원 이하의 벌금
⑤ 5년 이하의 징역, 3천 만원 이하의 벌금

▶ 면허증은 타인에게 대여하지 못함.
 - 3년 이하의 징역 또는 1천 만원 이하의 벌금

**24** 다음 빈 칸에 들어갈 말로 맞게 나열된 것은?

> 안경업소를 개설하고자 하는 자는 보건복지부령이 정하는 바에 의하여 ( )에게 ( )을(를) 하여야 한다.

① 보건복지부장관 - 개설허가
② 시·도지사 - 개설허가
③ 시·도지사 - 개설등록
④ 시장·군수·구청장 - 개설신고
⑤ 시장·군수·구청장 - 개설등록

▶ 개설등록
 - 보건복지부령이 정하는 바에 의하여 시·군·구청장에게 등록

정답 : 22_①  23_③  24_⑤

**25** 의료기사 등의 면허자격정지 기간으로 맞는 것은?

① 3개월 이내  ② 3개월 이상
③ 6개월 이내  ④ 6개월 이상
⑤ 1년 이내

▶ 6월 이내 (의료인은 1년 이내)

**26** 의료기사 등이 아니면서 의료기사 등과 유사한 명칭을 사용하였을 때 벌칙으로 맞는 것은?

① 100만원 이하의 벌금
② 300만원 이하의 벌금
③ 1년 이하의 징역, 500만원 이하의 벌금
④ 3년 이하의 징역, 1천 만원 이하의 벌금
⑤ 5년 이하의 징역, 3천 만원 이하의 벌금

▶ 300만원 이하의 벌금
  - 의료기사 등이 아니면 의료기사 등의 명칭 또는 이와 유사한 명칭을 사용하지 못함.

**27** 의료기사 면허증의 교부에 대한 설명으로 틀린 것은?

① 면허증의 교부는 보건복지부령으로 정함.
② 시장·군수·구청장에게 면허증의 교부 신청
③ 면허증 교부 신청 서류는 보건복지부령
④ 면허증의 교부는 신청한 날로부터 14일 이내
⑤ 외국에서 면허증을 받은 자는 사실 조회 14일 이내

▶ 의료기사의 면허증 교부 신청은 보건복지부령으로 하여 보건복지부장관에게 신청한다.

정답 : 25_③  26_②  27_②

**28** 의료기사 등의 업무범위와 한계는 무엇으로 정하는가?

① 국가시험 관리기관의 장  ② 보건복지부령
③ 시·도지사  ④ 시·군·구청장
⑤ 대통령령

▶ 업무의 범위와 한계는 대통령령으로 정함.

**29** 의료기사 등의 결격사유로 틀린 것은?

① 한정치산자, 금치산자
② 전문의가 인정치 않은 정신질환자
③ 마약, 대마 또는 향정신성 의약품 중독자
④ 금고이상의 실형의 선고를 받고 그 집행이 종료되지 아니하거나 면제되지 아니한 자
⑤ 소아마비환자

▶ 결격사유
- 한정치산자, 금치산자, 정신질환자, 마약, 대마 또는 향정신성 의약품 중독자, 금고 이상의 실형의 선고를 받고 그 집행이 종료되지 아니하거나 면제되지 아니한 자
- ※ 정신지체인 중 전문의가 의료기사로 적합하다고 인정하는 자, 파산선고를 받고 복권되지 아니한 자는 의료기사로서 결격사유에 포함되지 않는다.

**30** 의료기사 등 국가시험의 필기시험 합격자 결정 방법으로 맞는 것은?

① 총점의 60% 이상 득점한 자
② 매 과목 만점의 40% 이상, 전 과목 총점의 60% 이상 득점한 자
③ 매 과목의 만점의 40% 이상 득점 한 자
④ 매 과목 만점의 60% 이상, 전 과목 총점의 60% 이상 득점한 자
⑤ 매 과목 만점의 60% 이상, 전 과목 총점의 40% 이상 득점한 자

▶ 필기시험은 매 과목 만점의 40% 이상, 전과목 총점의 60% 이상, 실기시험은 60% 이상 득점한 자를 합격자로 함.

정답 : 28_⑤  29_⑤  30_②

**31** 다음 중 의료기사를 지도할 수 없는 자는?

① 레지던트　　② 인턴
③ 전공의　　　④ 치과전공의
⑤ 한의사

> ▶ 의사를 지도하는 자는 의사와 치과의사이다.

**32** 다음 중 의료기사의 업무범위와 한계에 대한 규정으로 틀린 것은?

① 물리치료사는 전기치료, 광선치료, 온열치료, 수치료 등을 한다.
② 치과기공사는 치과기공물 및 교정장치의 제조 및 판매를 한다.
③ 치과위생사는 치석 제거 및 치아우식증의 예방을 위한 불소도포를 할 수 있다.
④ 방사선사는 방사성 동위원소를 사용한 가검물 등의 검사를 실시한다.
⑤ 작업치료사는 장애가 있는 신체 부분의 훈련·치료한다.

> ▶ 방사성 동위원소를 사용한 가검물 등의 검사는 임상병리사의 업무범위이다.

**33** 의료기사, 의사 또는 치과의사의 지도에 의하지 않고, 그 업무행위를 하였을 때 받을 수 있는 벌칙은?

① 면허자격정지
② 면허취소
③ 100만원 이하의 과태료
④ 1년 이하의 징역 또는 300만원 이하의 벌금
⑤ 2년 이하의 징역 또는 1천 만원 이하의 벌금

> ▶ 자격의 정지
> - 의료기사 등의 업무의 범위를 일탈하는 행위
> - 의사·치과의사 지도 무시 업무(의무기록사, 안경사 제외)

정답 : 31_⑤　32_④　33_①

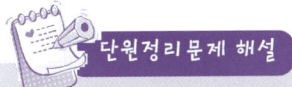

**34** 다음 중 치과기공소의 개설 및 업무에 관한 사항으로 맞지 않은 것은?

① 치과기공사만 단독으로 치과기공소를 개설할 수 있다.
② 치과기공사가 개설하는 경우 지도 치과의사를 정하여야 한다.
③ 치과의사와 치과기공사는 치과기공사를 개설할 수 있다.
④ 치과기공사 개설은 시장·군수·구청장의 인정을 받아야 한다.
⑤ 치과기공물 제작의뢰서는 치과의사, 치과기공사 모두 2년간 보존한다.

▶ 치과기공소의 개설은 치과의사와 치과기공사가 개설 가능하다.

**35** 과태료의 부과·징수에 관한 다음의 기술 중 맞지 않은 것은?

① 과태료 부과권자는 보건복지부장관, 시·도지사 또는 시장·군수·구청장이다.
② 과태료의 금액을 정함에 있어서는 해당 위반행위의 동기와 그 결과 등을 참작하여야 한다.
③ 과태료를 부과하고자 할 때에는 30일 이상의 기간을 정하여 의견 진술의 기회를 주어야 한다.
④ 과태료를 부과할 때는 미리 과태료 처분대상자에게 통지하여야 한다.
⑤ 과태료 처분에 불복하는 자는 처분을 고지받은 날로부터 30일 이내에 부과권자에게 이의를 제기할 수 있다.

▶ 과태료를 부과하고자 할 때에는 10일 이상의 기간을 정하여 과태료 부과대상자에게 구술 또는 서면에 의한 의견진술의 기회를 주어야 하며, 지정된 기일까지 의견진술이 없는 때에는 의견이 없는 것으로 인정한다.

**36** 보건복지부장관이 청문을 실시하여야 하는 행정처분으로 맞게 조합된 것은?

> 가. 의료기사 등의 면허자격정지
> 나. 의료기사 등의 면허취소
> 다. 치과기공소의 인정취소
> 라. 안경업소에 대한 등록취소

① 가, 나, 다   ② 가, 다   ③ 나, 라
④ 라         ⑤ 가, 나, 다, 라

▶ 의료기사 등의 면허취소와 안경업소의 개설등록취소 시에는 청문을 하여야 한다.

정답 : 34_① 35_③ 36_③

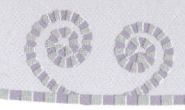

**단원정리 문제 해설**

**37** 다음 중 3년 이하의 징역 또는 1천 만원 이하의 벌금의 벌칙이 적용되는 것이 아닌 것은?

① 안경사의 면허없이 안경업소를 개설한 자
② 업무 상 알게 된 비밀을 누설한 자
③ 타인에게 의료기사 등의 면허증을 대여한 자
④ 의료기사 등의 면허없이 의료기사 등의 명칭 또는 이와 유사한 명칭을 사용한 자
⑤ 의료기사 등이 면허없이 의료기사 등의 업무를 행한 자

▶ 의료기사 등의 면허없이 의료기사 등의 명칭 또는 이와 유사한 명칭을 사용한 자 : 300만원 이하의 벌금

**38** 다음 중 의료기사의 과태료 부과권자로 맞게 조합된 것은?

| 가. 보건복지부장관 | 나. 시장·군수·구청장 |
|---|---|
| 다. 시·도지사 | 라. 보건소장 |

① 가, 나, 다    ② 가, 다    ③ 나, 라
④ 라    ⑤ 가, 나, 다, 라

▶ 과태료의 부과권자는 보건복지부장관 시·도지사 또는 시장·군수·구청장임.

**39** 의료기사가 아니면서 의료기사의 업무를 행하였을 때 벌칙으로 맞는 것은?

① 100만원 이하의 과태료
② 300만원 이하의 과태료
③ 1년 이하의 징역 또는 500만원 이하 벌금
④ 3년 이하의 징역 또는 1,000만원 이하의 벌금
⑤ 5년 이하의 징역 또는 3,000만원 이하의 벌금

▶ 의료기사의 면허없이 의료기사 등의 업무를 행한 자는 3년 이하의 징역 또는 1천 만원 이하의 벌금

정답 : 37_④  38_①  39_④

# Chapter 2
# 의료법

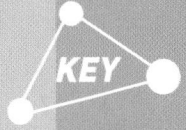

- 의료법을 다룬 chapter입니다. 다른 chapter에 비해 양이 많고 암기할 사항들도 많아서 다소 어려움이 많은 chapter입니다.
- 천천히 정독을 하신 후 흐름을 이해하시고 내용을 암기하시기 바랍니다. 병원의 규모에 따른 진료과목 및 의사, 간호사의 수 등이 주로 출제되며, 의료기사법과 구분해서 암기를 하시면 좀 더 혼란스럽지 않고 깔끔하게 암기를 할 수 있을 것입니다.

## 꼭! 알아두기

1. 의료법의 목적, 정의, 업종 및 업무범위
2. 의료인의 자격정지, 면허취소, 결격사유 구분
3. 병원의 병상 수에 따른 진료과목 및 의료인 배치
4. 의료인의 중앙회 설립 관련법규
5. 의료기관의 광고 및 외국인 환자유치
6. 법률위반 시 과태료 및 벌금

# CHAPTER 02 의료법

## 제1장 총칙

▣ **목적 (제1조)**

법　　　　일부개정 2012. 2. 1
시행령　　일부개정 2012. 5. 1
시행규칙　일부개정 2012. 4. 27

(1) 국민의료에 관하여 필요한 사항을 규정한다.
(2) 의료의 적정을 기하여 국민의 건강을 보호증진함을 목적으로 한다.

▣ **의료인 (제2조)**

(1) 의료인 : 보건복지부장관의 면허를 받은 의사·치과의사·한의사·조산사 및 간호사를 말한다.
(2) 의료인의 사명 : 의료인은 다음의 임무를 수행하여 국민보건 향상을 이루고, 국민의 건강한 생활 확보에 이바지할 사명을 가진다.
(3) 의료인의 종별 및 그에 따른 임무
　① 의사 : 의료와 보건지도에 종사
　② 치과의사 : 치과의료 및 입안 보건지도에 종사
　③ 한의사 : 한방의료와 한방 보건지도에 종사
　④ 조산사 : 조산과 임부·해산부·산욕부 및 신생아에 대한 보건과 양호지도에 종사
　⑤ 간호사 : 상병자 또는 해산부의 요양을 위한 간호 또는 진료의 보조 및 대통령령이 정하는 보건활동

▣ **간호사의 보건활동 (시행령 제2조)** 〈전문개정 2011. 2. 14〉

– 의료법 제2조 제(2)항 제⑤호에서 "대통령령이 정하는 보건활동"이라 함은 다음의 보건활동을 말한다.
(1) 보건진료원으로서 하는 보건활동
(2) 모자보건요원으로서 행하는 모자보건 및 가족계획 활동
(3) 「결핵예방법」 제18조에 따른 보건활동
(4) 그 밖의 법령에 의하여 간호사의 보건활동으로 정한 업무

▣ **의료기관의 정의 및 종류 (제3조)**

(1) 의료기관 : 의료인이 공중 또는 특정 다수인을 위하여 의료·조산의 업을 행하는 곳
(2) 의료기관의 구분
　① 의원급 의료기관 (의원, 치과의원, 한의원)
　　– 의사·치과의사 또는 한의사가 주로 외래환자를 대상으로 각각 그 의료를 행하는 의료기관

② 조산원
- 조산사가 조산과 임부·해산부·산욕부 및 신생아를 대상으로 보건활동과 교육·상담을 하는 의료기관 (의원급과 구별됨)
③ 병원급 의료기관
  a. 의사·치과의사 또는 한의사가 주로 입원환자를 대상으로 의료행위를 하는 의료기관
  b. 종류
    • 병원
    • 치과병원
    • 한방병원
    • 요양병원 (「정신보건법」 제3조 제3호에 따른 정신병원, 「장애인복지법」 제58조 제1항 제2호에 따른 의료재활시설 포함)
    • 종합병원

(3) 병원 등 : 병원·치과병원·한방병원(이하 병원 등이라 함)은 30개 이상의 병상(병원·한방병원만 해당)을 갖추어야 한다.

(4) 종합병원
① 100개 이상의 병상을 갖출 것
② 300병상 초과 : 다음 진료과목을 갖추고 각 진료과목마다 전속하는 전문의를 둘 것
내과·외과·소아청소년과·산부인과·영상의학과 마취통증의학과, 진단검사의학과 또는 병리과, 정신건강의학과 및 치과를 포함한 9개 이상의 진료과목
③ 300병상 이하 : 다음 진료과목을 갖추고 각 진료과목마다 전속하는 전문의를 둘 것
내과·외과·소아청소년과·산부인과 중 3개 진료과목, 영상의학과, 마취통증의학과와 진단검사의학과 또는 병리과를 포함한 7개 이상의 진료과목
④ 종합병원은 필수진료과목 외에 필요하면 추가로 진료과목을 설치·운영할 수 있으며, 필수진료과목 외의 진료과목에 대하여는 해당 의료기관에 전속하지 아니한 전문의를 둘 수 있다.

(5) 상급종합병원 지정
① 보건복지부장관은 다음 각 호의 요건을 갖춘 종합병원 중에서 중증질환에 대하여 난이도가 높은 의료행위를 전문적으로 하는 종합병원을 상급종합병원으로 지정할 수 있다.
  a. 보건복지부령으로 정하는 20개 이상의 진료 과목을 갖추고 진료과목에 전속하는 전문의를 둘 것
  b. 전문의가 되려는 자를 수련시키는 기관일 것
  c. 보건복지부령으로 정하는 인력·시설·장비 등을 갖출 것
  d. 질병군별 환자 구성비율이 보건복지부령으로 정하는 기준에 해당할 것
② 보건복지부장관은 ①에 따른 지정을 하는 경우 ①의 각 호의 사항 및 전문성 등에 대하여 평가를 실시하여 재지정하거나 지정을 취소할 수 있다.
③ 보건복지부장관은 상급종합병원으로 지정받은 종합병원에 대하여 3년마다 ②에 따른 평가를 실시하여 재지정하거나 지정을 취소할 수 있다.
④ 보건복지부장관은 ②, ③에 따른 평가업무를 관계전문기관 또는 단체에 위탁할 수 있다.
⑤ 상급종합병원 지정·재지정의 기준·절차 및 평가업무의 위탁절차 등에 관하여 필요한 사항은 보건

복지부령으로 정한다.

(6) 전문병원 지정

① 보건복지부장관은 병원급 의료기관 중에서 특정진료과목이나 특정질환 등에 대하여 난이도가 높은 의료행위를 하는 병원을 전문병원으로 지정할 수 있다.

② 전문병원은 다음의 요건을 갖추어야 함.

　a. 특정질환별·진료과목별 환자의 구성비율 등이 보건복지부령으로 정하는 기준에 해당할 것

　b. 보건복지부령으로 정하는 수 이상의 진료과목을 갖추고 각 진료과목마다 전속하는 전문의를 둘 것

③ 보건복지부장관은 전문병원으로 지정하는 경우 ②각 호의 사항 및 진료의 난이도 등에 대하여 평가를 실시하여야 한다.

④ 보건복지부장관은 전문병원으로 지정받은 의료기관에 대하여 3년마다 ③에 따른 평가를 실시하여 재지정하거나 지정을 취소할 수 있다.

⑤ 보건복지부장관은 평가업무를 관계전문기관 또는 단체에 위탁할 수 있다.

⑥ 전문병원 지정·재지정의 기준·절차 및 평가업무의 위탁, 절차 등에 관하여 필요한 사항은 보건복지부령으로 정한다.

# 제2장  의료인

## 제1절 자격과 면허

### ▣ 의료인과 의료기관의 장의 의무 (제4조)

(1) 의료의 질을 높이고 병원 감염을 예방하며, 의료기술을 발전시키는 등 환자에게 최선의 의료서비스를 제공 〈개정 2012. 2. 1〉

(2) 다른 의료인의 명의로 의료기관을 개설하거나 운영할 수 없다. 〈신설 2012. 2. 1〉

(3) 의료기관의 장은 「보건의료기본법」 제6조·제12조 및 제13조에 따른 환자의 권리 등 보건복지부령으로 정하는 사항을 환자가 쉽게 볼 수 있도록 의료기관 내에 게시하여야 한다. 이 경우 게시방법, 게시장소 등 게시에 필요한 사항은 보건복지부령으로 정한다. 〈신설 2012. 2. 1〉

### ▣ 의사·치과의사 및 한의사의 면허 (제5조)

(1) 아래의 조건에 해당하는 자로서 국가시험에 합격한 후 보건복지부장관의 면허를 받아야 한다.

① 의학·치의학 또는 한의학을 전공하는 대학을 졸업하고 의학사 또는 치의학사 또는 한의학사의 학위를 받은 자

② 의학·치의학 또는 한의학을 전공하는 전문대학원을 졸업하고 석사학위 또는 박사학위를 받은 자

③ 보건복지부장관이 인정하는 외국의 제①호나 제②호에 해당하는 학교를 졸업하고 외국의 의사·치과의사 또는 한의사의 면허를 받은 자로서 제9조에 따른 예비시험에 합격한 자

(2) 의학·치의학 또는 한의학을 전공하는 대학 또는 전문대학원을 6개월 이내에 졸업하고 해당 학위를 받을 것으로 예정된 자는 제 (1)항 제①호 및 제②호의 자격을 가진 자로 보며, 그 졸업 예정시기에 졸업하고 해당학위를 받아야 면허를 받을 수 있다. 〈신설 2012. 2. 1〉

### ▣ 조산사의 면허 (제6조)

- 아래의 조건에 해당하는 자로서 조산사 국가시험에 합격한 후 보건복지부장관의 면허를 받아야 한다.
(1) 간호사의 면허를 가지고 보건복지부장관이 인정하는 의료기관에서 1년간 조산의 수습 과정을 마친 자
(2) 보건복지부장관이 인정하는 외국의 조산사의 면허를 받은 자

### ▣ 조산수습의료기관 및 수습생 정원 (규칙 제3조) 〈개정 2010. 3. 19〉

(1) **조산수습의료기관** : 「전문의의 수련 및 자격인정 등에 관한 규정」에 따른 산부인과 수련병원 및 소아청소년과 수련병원으로서 월평균 분만 건수가 100건 이상 되는 의료기관
(2) 수습의료기관으로 인정을 받으려는 자는 별지 제1호 서식의 조산수습의료기관 인정신청서에 다음 각 호의 서류를 첨부하여 보건복지부장관에게 제출
  ① 수습생 모집 및 수습계획서와 수습 과정의 개요를 기재한 서류
  ② 신청일이 속하는 달의 전달로부터 소급하여 1년 간의 월별 분만 실적을 기재한 서류
(3) 수습생의 정원은 제(2)항 ②호의 월별 분만 실적에 따라 산출된 월평균 분만 건수의 10분의 1 이내로 한다.
(4) 수습의료기관은 매년 1월 15일까지 전년도 분만 실적을 보건복지부장관에게 보고
(5) 보건복지부장관은 제(4)항에 따라 보고된 연간 분만 실적이 제(1)항에 따른 기준에 미달된 때에는 그 수습의료기관의 인정을 철회할 수 있고, 제(3)항에 따른 기준에 미치지 못하는 경우에는 그 수습생의 정원을 조정할 수 있다.

### ▣ 간호사의 면허 (제7조)

- 아래의 조건에 해당하는 자로서 제9조에 따른 간호사국가시험에 합격한 후 보건복지부장관의 면허를 받아야 한다.
(1) 간호학을 전공하는 대학 또는 전문대학 (구제전문학교 및 간호학교를 포함한다)을 졸업한 자
(2) 보건복지부장관이 인정하는 외국의 제(1)호에 해당하는 학교를 졸업하고 외국의 간호사의 면허를 받은 자

### ▣ 의료인의 결격사유 (제8조)

- 다음의 어느 하나에 해당하는 자는 의료인이 될 수 없다.
(1) 「정신보건법」 제 3조 제1호에 따른 정신질환자 (다만, 전문의가 의료인으로서 적합하다고 인정하는 사람은 그러하지 아니함)
(2) 마약·대마 또는 향정신성 의약품 중독자
(3) 금치산자·한정치산자
(4) 금고이상의 형의 선고를 받고 그 형의 집행이 종료되지 아니하거나 집행을 받지 아니하기로 확정되지 아니한 자

### ▣ 국가시험 (제9조)

(1) 매년 보건복지부장관이 시행
(2) 보건복지부장관은 국가시험 등의 관리를 대통령령으로 정하는 바에 따라 관계전문기관에 맡길 수 있다.
(3) 국가시험 등의 관리를 맡긴 때에는 그 관리에 필요한 예산을 보조

(4) 국가시험에 관하여 필요한 사항은 대통령령으로 정한다.

(5) 국가시험 등의 범위 (시행령 제3조)
① 각각 의학·치과의학·한방의학·조산학·간호학 및 보건의약 관계 법규에 관하여 의사·치과의사·한의사·조산사 또는 간호사로서 갖추어야 할 필요한 지식과 기능에 관하여 이를 행한다.
② 의사·치과의사·한의사 예비시험은 법 제5조 (1)의 ③에 해당하는 자격을 가진 자가 국가시험에 응시하는 데에 필요한 지식과 기능에 관하여 실시하되, 1차 시험과 2차 시험으로 구분하여 실시한다.
③ 예비시험에 합격한 자는 다음 회의 국가시험부터 그 예비시험(1차 시험과 2차 시험을 포함한다)을 면제한다.

(6) 국가시험 등의 시행 및 공고 (시행령 제4조)
① 보건복지부장관은 매년 1회 이상 국가시험과 예비시험을 시행하여야 한다.
② 보건복지부장관은 국가시험의 관리를 보건복지부장관이 시험 관리 능력이 있다고 인정하여 지정·고시하는 다음 각 호의 요건을 갖춘 관계 전문기관으로 하여금 행하게 한다.
  a. 정부가 설립·운영 비용의 일부를 출연한 비영리법인일 것
  b. 국가시험 등에 관한 조사·연구 등을 통하여 국가시험 등에 관한 전문적인 능력을 갖춘 비영리법인일 것
② 국가시험 등 관리기관의 장은 국가시험 등을 실시하려면 미리 보건복지부장관의 승인을 받아 시험일시·시험장소·시험과목, 응시원서 제출기간, 기타 시험실시에 필요한 사항을 시험일 90일 전까지 공고하여야 한다. 다만, 시험장소는 지역별 응시인원이 확정된 후 시험 실시 30일 전까지 공고
〈개정 2012. 5. 1〉

(7) 시험과목 시험방법 등 (시행령 제5조, 시행규칙 제2조)
① 국가시험 등의 시험과목·시험방법 및 합격자 결정방법, 기타 시험에 관하여 필요한 사항은 보건복지부령으로 정한다.
② 제5조에 따른 의사·치과의사·한의사·조산사 또는 간호사 국가시험의 시험과목, 시험방법 및 합격자 결정방법은 별표 1과 같고, 의사·치과의사·한의사 예비시험의 시험과목, 시험방법 및 합격자 결정방법은 별표 2와 같다.

(8) 시험위원 (시행령 제6조)
- 국가시험 관리기관 등의 장은 국가시험을 실시할 때마다 시험과목별로 전문지식을 갖춘 자 중에서 시험위원을 위촉한다.

(9) 국가시험 등의 응시 및 합격자 발표 (시행령 제7조)
① 국가시험 등에 응시하고자 하는 자는 국가시험 등 관리기관의 장이 정하는 응시원서를 국가시험 등 관리기관의 장에게 제출
② 국가시험 등 관리기관의 장은 국가시험의 합격자를 결정·발표한다.

(10) 관계기관 등에의 협조 요청 (시행령 제9조)
- 국가시험 등 관리기관의 장은 국가시험 등의 관리업무의 원활한 수행을 위하여 필요한 경우에는 국가·지방자치단체 또는 관계기관·단체에 대하여 시험장소 및 시험감독의 지원 등 필요한 협조를 요청할 수 있다.

(11) 응시자격 제한 등 (제10조)
① 국가시험에 응시할 수 없는 자

            a. 정신질환자
            b. 마약·대마 또는 향정신성 의약품 중독자
            c. 금치산자·한정치산자
            d. 금고이상의 형의 선고를 받고 그 형의 집행이 종료되지 아니하거나 집행을 받지 아니하기로 확정되지 아니한 자
        ② 부정한 방법으로 국가시험 등에 응시한 자나 국가시험 등에 관하여 부정행위를 한 자는 그 수험을 정지시키거나 합격을 무효로 한다.
        ③ 수험이 정지되거나 합격이 무효가 된 자는 그 다음에 치러지는 2회의 국가시험 등에 응시할 수 없다.

## ▣ 면허증 발급 (시행령 제8조, 시행규칙 제4조)

   (1) **발급 신청** : 국가시험에 합격한 자는 보건복지부령으로 정하는 서류를 첨부하여 보건복지부장관에게 면허증 발급을 신청
      - 보건복지부령으로 정하는 서류(시행규칙 제4조)
      ① 학위증 사본 등의(면허증 사본) 서류
      ② 제8조 1, 2호에 해당하는 자가 아님을 증명하는 전문의의 진단서
      ③ 사진 2매
   (2) **면허증 발급** : 면허증 발급 신청자에 대하여는 면허증을 발급
   (3) 면허증 발급을 신청한 날부터 14일 이내에 발급 (외국에서 면허를 받은 자는 외국에서 면허를 받은 사실 등에 대한 조회가 완료된 14일 이내)
   (4) 관계전문기관 (이하 "국가시험 관리기관"이라 한다)의 장은 법 제9조에 따른 국가시험 등을 실시하면 합격자 발표를 한 후 그 합격자에 대한 다음 각 호의 사항을 보건복지부장관에게 보고하여야 한다.
      ① 성명·성별 및 주민등록번호
      ② 출신학교 및 졸업연월일
      ③ 합격번호 및 합격연월일
      ④ 국적(외국인의 경우에 한한다.)

## ▣ 면허조건과 등록 (제11조)

   (1) 보건복지부장관은 보건의료시책에 필요하다고 인정하면 제5조에서 제7조까지의 규정에 따른 면허를 내줄 때 3년 이내의 기간을 정하여 특정지역이나 특정업무에 종사할 것을 면허의 조건으로 붙일 수 있다.
   (2) 보건복지부장관은 제5조부터 제7조까지의 규정에 따른 면허를 내줄 때에는 그 면허에 관한 사항을 등록대장에 등록하고 면허증을 내주어야 한다.
   (3) 제(2)항의 등록대장은 의료인의 종별로 따로 작성·비치하여야 한다.
   (4) 면허의 등록과 면허증에 필요한 사항은 보건복지부령으로 정한다.

## ▣ 면허조건 (시행령 제10조)

   (1) 법 제11조 제(1)항에서 "특정지역"이라 함은 보건복지부장관이 정하는 보건의료취약지를 말하고, "특정업무"라 함은 국·공립의 보건의료기관의 업무와 국·공·사립의 보건의학 연구기관의 기초의학 분야에

속하는 업무를 말한다.
(2) 법 제11조 제(1)항에 따라 특정지역이나 특정업무에 종사하는 의료인에게는 예산의 범위에서 수당을 지급한다.
(3) 법 제11조 제(1)항의 규정에 의한 면허조건의 이행방법과 종사명령의 절차 등에 관하여 필요한 사항은 보건복지부령으로 정한다.

### ■ 면허증 재발급 (시행규칙 제6조)

(1) 의료인이 면허증을 훼손 또는 분실하여 재발급 받으려는 경우에는 별지 제5호 서식의 신청서에 다음 각 호의 서류를 첨부하여 보건복지부장관에게 제출하여야 한다.
　① 면허증의 훼손의 경우에는 그 면허증
　② 사진 2매 (신청 전 6개월 이내에 촬영한 탈모 정면 상반신)
(2) 취소된 면허를 재교부 받고자 하는 자는 면허취소의 원인이 된 사유가 소멸하거나 개전의 정이 현저하다고 인정될 수 있는 서류와 사진 2매를 첨부하여 특별시장·광역시장 또는 도지사 또는 특별자치도지사를 거쳐 보건복지부장관에게 제출하여야 한다.

### ■ 의료기술 등에 대한 보호 (제12조)

(1) 의료인이 행하는 의료·조산·간호 등 의료기술의 시행에 대하여는 이 법 또는 다른 법령에 특히 규정된 경우를 제외하고는 누구든지 이에 간섭하지 못한다.
(2) 누구든지 의료기관의 의료용 시설, 기재·약품 기타의 기물 등을 파괴·손상하거나 의료기관을 점거하여 진료를 방해하여서는 아니되며, 이를 교사 또는 방조하여서는 아니된다 (5년 이하의 징역이나 2천만원 이하의 벌금).

### ■ 의료기재 압류 금지 (제13조)

- 의료인의 의료업무에 필요한 기구·약품, 기타 재료는 이를 압류하지 못한다.

### ■ 기구 등 우선 공급 (제14조)

(1) 의료인은 의료행위에 필요한 기구·약품, 기타 시설 및 재료를 우선적으로 공급받을 권리를 가진다.
(2) 의료인은 (1)항의 권리에 부수되는 물품·노력과 교통수단에 대하여도 우선적으로 공급받을 권리를 가진다.

### ■ 진료거부 금지 등 (제15조)

(1) 의료인은 진료나 조산 요청을 받으면 정당한 사유없이 거부하지 못한다 (1년 이하의 징역 또는 500만원 이하의 벌금).
(2) 의료인은 응급환자에 대하여 응급의료에 관한 법률에서 정하는 바에 따라 최선의 처치를 하여야 한다.

### ■ 세탁물 처리 (제16조)

(1) 의료기관에서 나오는 세탁물은 의료인·의료기관 또는 시장·군수·구청장에게 신고한 자가 아니면 이를 처리할 수 없다.
(2) (1)항에 따라 세탁물을 처리하는 자는 보건복지부령이 정하는 바에 따라 위생적으로 보관·운반·처리하여야 한다.

(3) (1)항에 따른 세탁물을 처리하는 자의 시설 및 장비기준, 신고절차 및 지도·감독, 기타 관리에 필요한 사항은 보건복지부령으로 정한다.

## ▣ 진단서 (제17조)

(1) 진단서, 검안서, 증명서, 처방전
① 의료업에 종사하고 직접 진찰하거나 검안한 의사, 치과의사, 한의사가 교부(조산사는 안 됨 : 1년 이하, 500만원)를 정당한 이유없이 거부하지 못한다 (300만원 이하 벌금).
② 진료 중이던 환자가 최종진료 시부터 48시간 이내 사망한 경우 다시 진료하지 않더라도 진단서나 증명서를 내줄 수 있으며, 환자 또는 사망자를 직접 진찰하거나 검안한 의사·치과의사 또는 한의사가 부득이한 사유로 진단서·검안서 또는 증명서를 내줄 수 없으면 같은 의료기관에 종사하는 다른 의사·치과의사 또는 한의사가 환자의 진료기록부 등에 따라 내줄 수 있다.
(2) 출생, 사망, 사산증명서 : 의료업에 종사하고 직접 조산한 의사, 한의사, 조산사가 한다 (다만, 직접 조산한 의사·한의사 또는 조산사가 부득이한 사유로 증명서를 내줄 수 없으면 같은 의료기관에 종사하는 다른 의사·한의사 또는 조산사가 진료기록부 등에 따라 증명서를 내줄 수 있다).
(3) 교부요구 거부금지 : 정당한 사유없이 거부하지 못한다 (300만원 이하 벌금).

## ▣ 처방전 작성과 교부 (제18조)

(1) 의사나 치과의사는 환자에게 의약품을 투여할 필요가 있다고 인정하면 「약사법」에 따라 자신이 직접 의약품을 조제할 수 있는 경우가 아니면 보건복지부령으로 정하는 바에 따라 처방전을 작성하여 환자에게 내주거나 발송(전자처방전만 해당된다)하여야 한다.
(2) 제(1)항에 따른 처방전의 서식, 기재사항, 보존, 그 밖에 필요한 사항은 보건복지부령으로 정한다.
(3) 누구든지 정당한 사유 없이 전자처방전에 저장된 개인정보를 탐지하거나 누출·변조 또는 훼손하여서는 아니 된다 (5년 이하의 징역이나 2천만원 이하의 벌금).
(4) 제(1)항에 따라 처방전을 발행한 의사 또는 치과의사 (처방전을 발행한 한의사를 포함한다)는 처방전에 따라 의약품을 조제하는 약사 또는 한약사가 「약사법」 제26조 제2항에 따라 문의한 때 즉시 이에 응하여야 한다. 다만, 다음 각 호의 어느 하나에 해당하는 사유로 약사 또는 한약사의 문의에 응할 수 없는 경우 사유가 종료된 때 즉시 이에 응하여야 한다.
① 「응급의료에 관한 법률」 제2조 제1호에 따른 응급환자를 진료 중인 경우
② 환자를 수술 또는 처치 중인 경우
③ 그 밖에 약사의 문의에 응할 수 없는 정당한 사유가 있는 경우

## ▣ 비밀누설 금지 (제19조)

- 의료인은 이 법이나 다른 법령에 특별히 규정된 경우 외에는 의료·조산 또는 간호를 하면서 알게 된 다른 사람의 비밀을 누설하거나 발표하지 못한다.

## ▣ 태아 성 감별 행위 등 금지 (제20조)

(1) 의료인은 태아 성 감별 목적으로 임부 진찰, 검사하여서는 안 되며, 같은 목적을 위한 다른 사람의 행위를 도와서는 안 된다.
(2) 의료인은 임신 32주 이전에 태아나 임부 진찰, 검사하면서 알게 된 태아의 성을 임부, 임부의 가족, 그 밖의 다른 사람이 알게 하여선 안 된다.

■ **기록 열람 등 (제21조)**

(1) 의료인이나 의료기관 종사자는 환자가 아닌 다른 사람에게 환자에 관한 기록을 열람하게 하거나 그 사본을 내주는 등 내용을 확인할 수 있게 하여서는 안 된다.

(2) 제(1)항에도 불구하고 의료인이나 의료기관 종사자는 다음 각 호의 어느 하나에 해당하면 그 기록을 열람하게 하거나 그 사본을 교부하는 등 그 내용을 확인할 수 있게 하여야 한다. 다만, 의사·치과의사 또는 한의사가 환자의 진료를 위하여 불가피하다고 인정한 경우에는 그러하지 아니하다. 〈개정 2012. 2. 1〉

① 환자의 배우자, 직계 존속·비속, 배우자의 직계 존속이 환자 본인의 동의서와 친족 관계임을 나타내는 증명서 등을 첨부하는 등 보건복지부령으로 정하는 요건을 갖추어 요청한 경우

② 환자가 지정하는 대리인이 환자 본인의 동의서와 대리권이 있음을 증명하는 서류를 첨부하는 등 보건복지부령으로 정하는 요건을 갖추어 요청한 경우

③ 환자가 사망하거나 의식이 없는 등 환자의 동의를 받을 수 없어 환자의 배우자, 직계 존속·비속 또는 배우자의 직계 존속이 친족 관계임을 나타내는 증명서 등을 첨부하는 등 보건복지부령으로 정하는 요건을 갖추어 요청한 경우

④ 「국민건강보험법」 제13조, 제43조, 제43조의 2 및 제56조 따라 급여비용 심사·지급·대상 여부 확인·사후 관리 및 요양급여의 적정성 평가·가감지급 등을 위하여 국민건강보험공단 또는 건강보험심사평가원에 제공하는 경우

⑤ 「의료급여법」 제5조, 제11조, 제11조의3 및 제33조에 따라 의료급여 수급권자 확인, 급여비용의 심사·지급, 사후관리 등 의료급여 업무를 위하여 보장기관(시·군·구), 국민건강보험공단, 건강보험심사평가원에 제공하는 경우

⑥ 「형사소송법」 제106조, 제215조 또는 제218조에 따른 경우

⑦ 「민사소송법」 제347조에 따라 문서제출을 명한 경우

⑧ 「산업재해보상보험법」 제118조에 따라 근로복지공단이 보험급여를 받는 근로자를 진료한 산재보험 의료기관(의사를 포함한다)에 대하여 그 근로자의 진료에 관한 보고 또는 서류 등 제출을 요구하거나 조사하는 경우

⑨ 「자동차손해배상보장법」 제12조 제2항 및 제14조에 따라 의료기관으로부터 자동차보험진료수가를 청구받은 보험회사 등이 그 의료기관에 대하여 관계 진료기록의 열람을 청구한 경우

⑩ 「병역법」 제11조의 2에 따라 지방병무청장이 징병검사와 관련하여 질병 또는 심신장애의 확인을 위하여 필요하다고 인정하여 의료기관의 장에게 징병검사대상자의 진료기록·치료 관련 기록의 제출을 요구한 경우

⑪ 「학교안전사고예방 및 보상에 관한 법률」 제42조에 따라 공제회가 공제급여의 지급 여부를 결정하기 위하여 필요하다고 인정하여 「국민건강보험법」 제40조에 따른 요양기관에 대하여 관계 진료기록의 열람 또는 필요한 자료의 제출을 요청하는 경우

⑫ 「고엽제후유의증 환자지원 등에 관한 법률」 제7조 제3항에 따라 의료기관의 장이 진료기록 및 임상소견서를 보훈병원장에게 보내는 경우

⑬ 「의료사고피해구제 및 의료분쟁조정 등에 관한 법률」 제28조 제3항에 따른 경우

⑭ 「국민연금법」 제123조에 따라 국민연금공단이 부양가족연금, 장애연금 및 유족연금 급여의 지급심사와 관련하여 가입자 또는 가입자였던 사람을 진료한 의료기관에 해당 진료에 관한 사항의 열람 또는 사본 교부를 요청하는 경우

(3) 의료인은 다른 의료인으로부터 제22조 또는 제23조에 따른 진료기록의 내용 확인이나 환자의 진료경과에 대한 소견 등을 송부할 것을 요청받은 경우에는 해당 환자나 환자 보호자의 동의를 받아 송부하여야 한다. 다만, 해당 환자의 의식이 없거나 응급 환자인 경우 또는 환자의 보호자가 없어 동의를 받을 수 없는 경우에는 환자나 환자 보호자의 동의 없이 송부할 수 있다.

(4) 진료기록을 보관하고 있는 의료기관이나 진료기록이 이관된 보건소에 근무하는 의사·치과의사 또는 한의사는 자신이 직접 진료하지 아니한 환자의 과거 진료 내용의 확인 요청을 받은 경우에는 진료기록을 근거로 하여 사실을 확인하여 줄 수 있다.

(5) 의료인은 응급환자를 다른 의료기관에 이송하는 경우에는 지체없이 내원 당시 작성된 진료기록의 사본 등을 이송하여야 한다.

## 제2절 권리와 의무

### ▣ 진료기록부 등 (제22조)

(1) 의료인은 각각 진료기록부, 조산기록부, 간호기록부, 그 밖의 진료에 관한 기록(이하 "진료기록부 등"이라 한다)을 갖추어 두고 그 의료행위에 관한 사항과 의견을 상세히 기록하고 서명하여야 한다.

(2) 진료에 관한 기록의 보존 (시행규칙 제15조)
① 진료기록부 – 10년
② 환자의 명부, 검사 소견 기록, 방사선 사진 및 그 소견서, 간호기록부, 조산기록부 – 5년
③ 진단서 등 부본 (진단서, 사망진단서 및 신체검안서 등을 따로 구분하여 보존할 것) – 3년
④ 처방전 – 2년

  *진료에 관한 기록은 마이크로필름이나 광디스크 등(이하 이 조에서 "필름"이라 한다)에 원본대로 수록하여 보존할 수 있다. 이에 따른 방법으로 진료에 관한 기록을 보존하는 경우에는 필름촬영책임자가 필름의 표지에 촬영 일시와 본인의 성명을 적고, 서명 또는 날인하여야 한다.

### ▣ 전자의무기록 (제23조)

(1) 의료인이나 의료기관 개설자는 제22조의 규정에도 불구하고 진료기록부 등을 「전자서명법」에 따른 전자서명이 기재된 전자문서로 작성·보관할 수 있다.

(2) 의료인이나 의료기관 개설자는 보건복지부령으로 정하는 바에 따라 전자의무기록을 안전하게 관리·보존하는 데에 필요한 시설과 장비를 갖추어야 한다.

(3) 누구든지 정당한 사유없이 전자의무기록에 저장된 개인정보를 탐지하거나 누출·변조 또는 훼손하여서는 아니 된다 (5년 이하의 징역이나 2천 만원 이하의 벌금).

### ▣ 부당한 경제적 이익 등의 취득 금지 (제23조의 2)

(1) 의료인, 의료기관 개설자 및 의료기관 종사자는 「약사법」 제31조에 따른 품목허가를 받은 자 또는 품목신고를 한 자, 같은 법 제42조에 따른 의약품 수입자, 같은 법 제45조에 따른 의약품 도매상으로부터 의약품 채택·처방 유도 등 판매 촉진을 목적으로 제공되는 금전, 물품, 편익, 노무, 향응, 그 밖의 경제적 이익을 받아서는 아니 된다. 다만, 견본품 제공, 학술대회 지원, 임상시험 지원, 제품설명회, 대금결제조건에 따른 비용할인, 시판 후 조사 등의 행위로서 보건복지부령으로 정하는 범위 안의 경제적 이익등인 경우에는 그러하지 아니하다.

(2) 의료인, 의료기관 개설자 및 의료기관 종사자는 의료기기 제조업자·수입업자·판매업자·임대업자로

부터 의료기기 채택·사용유도 등 판매 촉진을 목적으로 제공되는 경제적 이익 등을 받아서는 안 됨. 다만, 견본품 제공 등의 행위로서 보건복지부령으로 정하는 범위 안의 경제적 이익 등인 경우에는 그러하지 아니한다.

(3) 보건복지부령으로 정하는 경제적 이익 등이란 별표 2의 3과 같다.

## ▣ 요양방법 지도 (제24조)

- 의료인은 환자 또는 그 보호자에 대하여 요양의 방법, 기타 건강 관리에 필요한 사항을 지도하여야 한다.

## ▣ 신고 (제25조)

(1) 의료인은 대통령령으로 정하는 바에 따라 최초로 면허를 받은 후부터 3년마다 그 실태와 취업 상황 등을 보건복지부장관에게 신고하여야 한다.

(2) 보건복지부장관은 제30조 제3항의 보수교육을 이수하지 아니한 의료인에 대하여 제1항에 따른 신고를 반려할 수 있다.

(3) 보건복지부장관은 제(1)항에 따른 신고 수리업무를 대통령령으로 정하는 바에 따라 관련 단체 등에 위탁할 수 있다.

(4) 신고 (시행령 제11조) 〈전문개정 2012. 4. 27〉

① 법 제25조 제(1)항에 따라 의료인은 그 실태와 취업 상황 등을 제8조 또는 법 제65조에 따라 면허증을 발급 또는 재발급 받은 날부터 매 3년이 되는 해의 12월 31일까지 보건복지부장관에게 신고하여야 한다. 다만, 법률 제10609호 의료법 일부개정법률 부칙 제2조 제1항에 따라 신고를 한 의료인의 경우에는 그 신고한 날부터 매 3년이 되는 해의 12월 31일까지 신고하여야 한다.

② 법 제25조 제(3)항에 따라 보건복지부장관은 제(1)항에 따른 신고 수리업무를 법 제28조에 따른 의사회·치과의사회·한의사회·조산사회 및 간호사회 (이하 "중앙회"라 한다)에 위탁한다

③ 제(1)항에 따른 신고의 방법 및 절차 등에 관하여 필요한 사항은 보건복지부령으로 정한다.

(5) 의료인의 실태 등의 신고 및 보고 (시행규칙 제17조) 〈전문개정 2012. 4. 27〉

① 의료인의 실태와 취업 상황 등을 신고하려는 사람은 의료인의 실태 등 신고서를 작성하여 법 제28조에 따른 중앙회의 장에게 제출하여야 한다.

② 제(1)항에 따른 신고를 받은 각 중앙회장은 신고인이 제20조에 따른 보수교육을 이수하였는지 여부를 확인하여야 한다.

③ 각 중앙회장은 제①항에 따른 신고 내용과 결과를 반기별로 보건복지부장관에게 보고하여야 한다. 다만, 법 제66조제(4)항에 따라 면허의 효력이 정지된 의료인이 제①항에 따른 신고를 한 경우에는 그 내용과 결과를 지체 없이 보건복지부장관에게 보고하여야 한다.

## ▣ 변사체 신고 (제26조)

- 의사·치과의사·한의사 및 조산사는 사체를 검안하여 변사의 의심이 있을 때에는 사체의 소재지를 관할하는 경찰서장에게 신고하여야 한다.

## 제3절 의료행위의 제한

### ■ 무면허 의료행위 등 금지 (제27조)

(1) 의료인이 아니면 누구든지 의료행위를 할 수 없고, 의료인도 면허된 이외의 의료행위를 할 수 없다 (5년 이하의 징역이나 2천 만원 이하의 벌금). 다만, 다음 각 호의 어느 하나에 해당하면 보건복지부령이 정하는 범위에서 의료행위를 할 수 있다.
　① 외국의 의료인의 면허를 소지한 자로서 일정한 기간 국내에 체류하는 자
　② 의과대학, 치과대학, 한의과대학, 의학전문대학원, 치의학전문대학원, 한의학전문대학원, 종합병원 또는 외국의료 원조기관의 의료봉사 또는 연구 및 시범사업을 위하여 의료행위를 하는 자
　③ 의학·치과의학·한방의학 또는 간호학을 전공하는 학교의 학생

(2) 의료인이 아니면 의사·치과의사·한의사·조산사 또는 간호사의 명칭이나 이와 유사한 명칭을 사용하지 못한다 (3백만원 이하 벌금).

(3) 누구든지 「국민건강보험법」이나 「의료급여법」에 따른 본인부담금을 면제 또는 할인하는 행위, 금품 등을 제공하거나 불특정 다수인에게 교통 편의를 제공하는 행위 등 영리를 목적으로 환자를 의료기관 또는 의료인에게 소개·알선·유인하는 행위 및 이를 사주하는 행위를 하여서는 아니 된다. 다만, 다음 각 호의 어느 하나에 해당하는 행위는 할 수 있다. 〈개정 2011. 12. 31〉
　① 환자의 경제적 사정 등 특정한 사정이 있어 관할 시장·군수·구청장의 사전 승인을 받아 환자를 유치하는 행위
　② 「국민건강보험법」에 따른 가입자나 피부양자가 아닌 외국인(보건복지부령으로 정하는 바에 따라 국내에 거주하는 외국인은 제외) 환자를 유치하기 위한 행위

(4) 보험회사, 상호회사, 보험설계사, 보험대리점 또는 보험중개사는 외국인환자를 유치하기 위한 행위를 하여서는 아니 된다.

### ■ 외국인환자 유치에 대한 등록 등 (제27조의 2)

(1) 외국인 환자를 유치하고자 하는 의료기관은 보건복지부령으로 정하는 요건을 갖추어 보건복지부장관에게 등록하여야 한다.

(2) 제(1)항의 의료기관을 제외하고 제27조 제(3)항 제②호에 외국인환자를 유치하고자 하는 자는 다음의 요건을 갖추어 보건복지부장관에게 등록하여야 한다.
　① 보건복지부령으로 정하는 보증보험에 가입하였을 것
　② 보건복지부령으로 정하는 규모(1억원을 말함) 이상의 자본금을 보유할 것
　③ 그 밖에 외국인환자 유치를 위하여 보건복지부령으로 정하는 사항 (국내에 설치한 사무소를 말함)

(3) 외국인환자 유치업자는 보건복지부령으로 정하는 바에 따라 3월 말까지 전년도 사업 실적 보고

(4) 보건복지부장관은 의료기관 또는 외국인환자 유치업자가 다음의 어느 하나에 해당하는 경우 등록을 취소할 수 있다.
　① 제(1)항 또는 제(2)항에 따른 등록요건을 갖추지 아니한 경우
　② 제27조 제(3)항 제②호 외의 자를 유치하는 행위를 한 경우
　③ 제63조에 따른 시정명령을 이행하지 아니한 경우

(5) 상급종합병원은 보건복지부령으로 정하는 병상 수를 초과하여 외국인환자를 유치하여서는 아니 된다.

\* "보건복지부령으로 정하는 병상수"란 법 제3조의 5에 따라 지정된 상급종합병원의 병상수의 100분의 5를 말한다 (시행규칙 제19조의 5).

### ■ 외국면허 소지자의 의료행위 (시행규칙 제18조)
(1) 외국과의 교육 또는 기술협력에 의한 교환교수의 업무
(2) 교육연구사업을 위한 업무
(3) 국제의료봉사단의 의료봉사 업무

### ■ 의과대학생 등의 의료행위 (시행규칙 제19조)
(1) 법 제27조 제①항 제②호에 따른 의료 행위의 범위
   ① 국민에 대한 의료봉사 활동을 위한 의료행위
   ② 전시·사변 기타 이에 준하는 국가비상사태에 있어서 국가 또는 지방자치단체의 요청에 의하여 행하는 의료행위
   ③ 일정한 기간의 연구 또는 시범사업을 위한 의료행위
(2) 의학, 치과의학, 한방의학 또는 간호학을 전공하는 학교의 학생에 대한 의료행위 범위
   ① 전공 분야와 관련되는 실습을 위하여 지도교수의 지도·감독을 받아 행하는 의료행위
   ② 국민에 대한 의료봉사활동으로서 의료인의 지도·감독을 받아 행하는 의료행위
   ③ 전시·사변 기타 이에 준하는 국가비상사태에 있어서 국가 또는 지방자치단체의 요청에 따라 의료인의 지도·감독을 받아 행하는 의료행위

### ■ 유치행위를 할 수 없는 국내 거주 외국인의 범위 (시행규칙 제19조의 2)
(1) 외국인환자를 유치할 수 있는 대상에서 제외되는 국내에 거주하는 외국인은 「국민건강보험법」 제93조에 따른 가입자나 피부양자가 아닌 국내에 거주하는 외국인으로서 다음 각 호의 어느 하나에 해당하는 외국인을 말한다.
   ① 「출입국관리법」 제31조에 따라 외국인 등록을 한 사람 [「출입국관리법 시행령」 제12조 및 별표 1에 따른 기타 (G-1)의 체류자격을 가진 사람은 제외한다]
   ② 「재외동포의 출입국과 법적지위에 관한 법률」 제6조에 따라 국내거소신고를 한 외국국적동포

### ■ 외국인환자 유치의료기관의 등록요건 (시행규칙 제19조의 3)
- 외국인환자를 유치하려는 의료기관은 법 제27조의 2 제(1)항에 따라 외국인환자를 유치하려는 진료과목별로 법 제77조에 따른 전문의 1명 이상을 두어야 한다. 다만, 진료과목이 「전문의의 수련 및 자격 인정 등에 관한 규정」 제3조에 따른 전문과목이 아닌 경우에는 그러하지 아니하다.

### ■ 외국인환자 유치업자의 등록요건 (시행규칙 제19조의 4)
(1) 법 제27조의 2 제(2)항 제①호에서 "보건복지부령으로 정하는 보증보험에 가입하였을 것"이란 다음 각 호를 모두 충족하는 보증보험에 가입한 경우를 말한다. 다만, 그 보증보험에 가입한 후 외국인환자에게 입힌 손해를 배상하여 보험계약이 해지된 경우에는 1개월 이내에 다시 가입하여야 한다.

① 외국인환자를 유치하는 과정에서 고의 또는 과실로 외국인환자에게 입힌 손해에 대한 배상책임을 보장하는 보증보험일 것
② 해당 보험회사가 「보험업법」의 보증보험에 대하여 금융위원회의 허가를 받은 보험회사일 것
③ 보험금액이 1억원 이상이고, 보험기간을 1년 이상으로 하는 보증보험일 것

(2) 법 제27조의 2 제(2)항 제②호에서 "보건복지부령으로 정하는 규모"란 1억원을 말한다 (다만, 일반여행업 등록을 한 경우에는 0원). 〈개정 2012. 4. 27〉
(3) 법 제27조의 2 제(2)항 제③호에서 "보건복지부령으로 정하는 사항"이란 국내에 설치한 사무소를 말한다.

### ■ 외국인환자 유치 관련 등록 업무 처리 보고 (제19조의 8)

- 한국보건산업진흥원은 영 제42조 제(3)항에 따라 제19조의 6 및 제19조의 7에 따른 등록업무의 처리 내용을 매분기별로 보건복지부장관에게 보고하여야 한다.

### ■ 외국인환자 유치사업실적 보고 (시행규칙 제19조의 9)

(1) 의료기관 및 외국인환자 유치업자는 전년도 사업실적(외국인환자의 성명은 제외한다)을 다음 각 호의 구분에 따라 매년 3월 31일까지 한국보건산업진흥원에 보고하여야 한다.
  ① 의료기관의 경우 다음 각 목에 관한 사항
    a. 외국인환자의 국적, 성별 및 출생년도
    b. 외국인환자의 진료과목, 입원기간, 주상병명 및 외래 방문일수
  ② 외국인환자 유치업자의 경우 다음 각 목에 관한 사항
    a. 외국인환자의 국적, 성별 및 출생년도
    b. 외국인환자의 방문 의료기관, 진료과목, 입원기간 및 외래 방문일수
    c. 외국인환자의 입국일 및 출국일
(2) 한국보건산업진흥원은 영 제42조 제(3)항에 따라 제(1)항에 따른 보고내용과 결과를 매년 4월 30일까지 보건복지부장관에게 보고하여야 한다.

## 제4절 의료인 단체

### ■ 중앙회와 지부 (제28조)

(1) 의사 · 치과의사 · 한의사 · 조산사 및 간호사는 대통령령이 정하는 바에 의하여 각각 전국적 조직을 가지는 의사회 · 치과의사회 · 한의사회 · 조산사회 및 간호사회 (이하 "중앙회"라 한다)를 설립하여야 한다.
(2) 중앙회는 법인으로 한다.
(3) 의료인은 해당하는 중앙회의 회원이 되며, 중앙회의 정관을 지켜야 한다.
(4) 중앙회에 관하여 이 법에 규정되지 아니한 사항은 민법 중 사단법인에 관한 규정을 준용한다.
(5) 중앙회는 대통령령이 정하는 바에 따라 특별시 · 광역시와 도와 특별자치도에 지부를 설치하여야 하며, 시 · 군 · 구 (자치구에 한한다. 이하 같다)에 분회를 설치할 수 있다. 다만, 그 이외의 지부나 외국에 의사회 지부를 설치하려면 보건복지부장관의 승인을 얻어야 한다.
(6) 중앙회가 지부나 분회를 설치한 때에는 그 지부나 분회의 책임자는 지체없이 도지사 또는 시장 · 군수 · 구청장에게 이를 신고하여야 한다.

(7) 각 중앙회는 제66조의 2에 따른 자격정지 처분 요구에 관한 사항 등을 심의·의결하기 위하여 윤리위원회를 둔다.
(8) 윤리위원회의 구성, 운영 등에 관한 사항은 대통령령으로 정한다.

### ▣ 윤리위원회의 구성 (시행령 제11조의 2) 〈신설 2012. 4. 27〉
(1) 윤리위원회는 위원장 1명을 포함한 11명의 위원으로 구성한다.
(2) 위원장은 위원 중에서 각 중앙회의 장이 위촉한다.
(3) 위원은 다음 각 호의 사람 중에서 각 중앙회의 장이 위촉하되, 제(2)호에 해당하는 사람이 4명 이상 포함되어야 한다.
   ① 각 중앙회 소속회원으로서 의료인 경력이 10년 이상인 사람
   ② 의료인이 아닌 사람으로서 법률, 보건, 언론, 소비자 권익 등에 관하여 경험과 학식이 풍부한 사람
(4) 위원의 임기는 3년으로 하며, 한 번만 연임할 수 있다.

### ▣ 윤리위원회의 운영 등 (시행령 제11조의 3) 〈신설 2012. 4. 27〉
(1) 윤리위원회는 다음 각 호의 사항을 심의·의결한다.
   ① 법 제66조의 2에 따른 자격정지 처분 요구에 관한 사항
   ② 각 중앙회 소속회원에 대한 자격심사 및 징계에 관한 사항
   ③ 그 밖에 회원의 윤리 확립을 위해 필요한 사항으로서 각 중앙회의 정관으로 정하는 사항
(2) 윤리위원회의 회의는 위원장이 필요하다고 인정하는 경우나 각 중앙회의 장 또는 재적위원 3분의 1 이상이 요청하는 경우에 위원장이 소집한다. 이 경우 위원장은 회의 개최 7일 전까지 회의의 일시, 장소 및 안건을 각 위원에게 통보하여야 한다.
(3) 윤리위원회의 회의는 재적위원 3분의 2 이상의 출석으로 개의하고, 출석위원 3분의 2 이상의 찬성으로 의결한다 (다만, 제(1)항 제②호 및 제③호의 사항에 관한 정족수는 각 중앙회의 정관으로 달리 정함).
(4) 윤리위원회의 위원장은 제1항 제①호 및 제②호의 사항에 관하여 심의·의결하려는 경우에는 해당 안건의 당사자에게 구술 또는 서면 (전자문서를 포함한다)으로 의견을 진술할 기회를 주어야 함.
(5) 제(1)항부터 제(4)항까지에서 규정한 사항 외에 윤리위원회의 운영에 필요한 사항은 각 중앙회의 정관으로 정한다.

### ▣ 윤리위원회 위원의 제척 등 (시행령 제11조의 4) 〈신설 2012. 4. 27〉
(1) 윤리위원회의 위원은 다음 각 호의 어느 하나에 해당하는 경우 윤리위원회의 심의·의결에서 제척
   ① 위원이 윤리위원회의 심의·의결 안건 (이하 이 조에서 "해당 안건"이라 한다)의 당사자인 경우
   ② 위원이 해당 안건의 당사자와 친족이거나 친족이었던 경우
   ③ 위원이 해당 안건의 당사자가 최근 3년 이내에 소속되어 있었던 기관에 종사하거나 종사하였던 경우
(2) 해당 안건의 당사자는 위원에게 제(1)항의 제척 사유가 있거나 그 밖에 심의·의결의 공정을 기대하기 어려운 사정이 있는 경우에는 그 사유를 서면으로 밝혀 윤리위원회에 기피 신청을 할 수 있다.
(3) 윤리위원회는 제(2)항에 따른 기피신청을 받은 경우 재적위원 과반수의 출석과 출석위원 과반수의 찬성으로 기피 여부를 의결한다. 이 경우 기피 신청을 당한 위원은 그 의결에 참여하지 못한다.

(4) 윤리위원회의 위원은 제(1)항 또는 제(2)항의 사유에 해당하는 경우 심의·의결에서 회피할 수 있다.

### ■ 중앙회의 설립 허가신청 (시행령 제12조)

- 다음의 서류를 갖추어 보건복지부장관에게 제출하여야 한다.

  1. 정관
  2. 사업계획서
  3. 자산명세서
  4. 설립결의서
  5. 설립대표자의 선출 경위에 관한 서류
  6. 임원의 취임승낙서와 이력서

### ■ 중앙회의 지부 (시행령 제15조)

- 중앙회는 그 설립 등기를 끝낸 날부터 3주일 이내에 특별시·광역시·도와 특별자치도에 각각 지부를 설치하여야 한다. 다만, 외국에 두는 의사회 지부는 이에 관한 정관 변경 허가를 받은 날부터 10주일 이내에 설치하여야 한다.

### ■ 중앙회 설립 허가 등 (제29조)

(1) 대표자는 대통령령으로 정하는 바에 따라 정관과 그 밖에 필요한 서류를 보건복지부장관에게 제출하여야 한다.
(2) 중앙회의 정관에 적을 사항은 대통령령으로 정한다.
(3) 중앙회가 정관을 변경하려면 보건복지부장관의 허가를 받아야 한다.

### ■ 중앙회 협조 의무 (제30조)

(1) 보건복지부장관으로부터 의료와 국민보건 향상에 관한 협조 요청을 받으면 협조하여야 함.
(2) 보건복지부령이 정하는 바에 따라 회원의 자질 향상을 위하여 필요한 보수 교육을 실시하여야 함.
(3) 의료인은 보수 교육을 받아야 한다(300만원 이하 벌금).

### ■ 보수 교육 (시행규칙 제20조) 〈신설 2012. 4. 27〉

(1) 중앙회는 법 제30조 제(2)항에 따른 보수교육을 매년 실시하여야 한다.
(2) 의료인은 제(1)항에 따른 보수교육을 연간 8시간 이상 이수하여야 한다.
(3) 보건복지부장관은 제(1)항에 따른 보수교육의 내용을 평가할 수 있다.
(4) 중앙회의 장은 보수교육을 다음 각 호의 기관으로 하여금 실시하게 할 수 있다.
  ① 법 제28조 제(5)항에 따라 설치된 지부 또는 중앙회의 정관에 따라 설치된 의학·치의학·한의학·간호학 분야별 전문학회 및 전문단체
  ② 의과대학·치과대학·한의과대학·의학전문대학원·치의학전문대학원·한의학전문대학원·간호대학 및 그 부속병원
  ③ 수련병원
  ④ 「한국보건복지인력개발원법」에 따른 한국보건복지인력개발원
  ⑤ 다른 법률에 따른 보수교육 실시기관
(5) 각 중앙회장은 의료인이 제(4)항 제⑤호의 기관에서 보수교육을 받은 경우 그 교육이수시간의 전부 또는

일부를 보수교육 이수시간으로 인정할 수 있다.
(6) 보수교육의 면제
① 전공의
② 의과대학 · 치과대학 · 한의과대학 · 간호대학의 대학원 재학생
③ 영 제8조에 따라 면허증을 발급받은 신규 면허취득자
④ 보건복지부장관이 보수교육을 받을 필요가 없다고 인정하는 사람
(7) 보수교육의 유예
① 해당 연도에 6개월 이상 환자 진료업무에 종사하지 아니한 사람
② 보건복지부장관이 보수교육을 받기가 곤란하다고 인정하는 사람

### ■ 보수교육계획 및 실적보고 등 (시행규칙 제21조)

(1) 각 중앙회장은 보건복지부장관에게 매년 12월 말일까지 다음 연도의 별지 제11호 서식의 보수교육계획서를 제출하고, 매년 4월 말일까지 전년도의 별지 제12호 서식의 보수교육실적보고서를 제출하여야 한다.
(2) 중앙회의 장은 보수교육을 받은 자에 대하여 보수교육이수증을 발급하여야 한다. 〈개정 2012. 4. 27〉

### ■ 보수교육 관계서류의 보존 (시행규칙 제23조)

- 보수교육을 실시하는 중앙회 등은 다음 각 호의 서류를 3년간 보존하여야 한다.
(1) 보수교육 대상자명단 (대상자의 교육이수 여부가 명시되어야 한다)
(2) 보수교육 면제자 명단
(3) 그 밖에 이수자의 교육이수를 확인할 수 있는 서류

### ■ 감독 (제32조)

- 보건복지부장관은 중앙회나 그 지부가 정관으로 정한 사업 외의 사업을 하거나 국민보건 향상에 장애가 되는 행위를 한 때 또는 제30조 제(1)항에 따른 요청을 받고 협조하지 아니한 경우에는 정관을 변경하거나 임원을 새로 뽑을 것을 명할 수 있다.

# 제3장 의료기관

## 제1절 의료기관의 개설

### ■ 개설 (제33조)

(1) 의료인은 이 법에 따른 의료기관을 개설하지 아니하고는 의료업을 할 수 없으며, 다음 각 호의 어느 하나에 해당하는 경우 외에는 그 의료기관 내에서 의료업을 하여야 한다.
- 의료기관 내에서 의료업을 행하지 않아도 되는 경우 (300만원 이하 벌금)
① 「응급의료에 관한 법률」 제2조 제1호에 따른 응급환자를 진료하는 경우
② 환자나 환자 보호자의 요청에 따라 진료하는 경우
③ 국가나 지방자치단체의 장이 공익 상 필요하다고 인정하여 요청하는 경우

④ 보건복지부령으로 정하는 바에 따라 가정간호를 하는 경우
⑤ 그 밖에 이 법 또는 다른 법령으로 특별히 정한 경우나 환자가 있는 현장에서 진료를 하여야 하는 부득이한 사유가 있는 경우

(2) 의료기관 개설이 가능한 경우 (어길 시 5년 이하의 징역이나 2천만원 이하의 벌금)
　① 의료인 (간호사 제외) : 1개소의 의료기관만을 개설 가능
　　a. 의사 : 종합병원 · 병원 · 요양병원 또는 의원 개설
　　b. 치과의사 : 치과병원 또는 치과의원 개설
　　c. 한의사 : 한방병원, 요양병원 또는 한의원 개설
　　d. 조산사 : 조산원만 개설
　② 국가나 지방자치단체
　③ 의료업을 목적으로 설립된 법인(이하 "의료법인"이라 한다)
　④ 「민법」 또는 특별법에 의하여 설립된 비영리법인
　⑤ 「공공기관의 운영에 관한 법률」에 따른 준정부기관, 「지방의료원의 설립 및 운영에 관한 법률」에 따른 지방의료원, 「한국보훈복지의료공단법」에 따른 한국보훈복지의료공단

(3) 의원 · 치과의원 · 한의원 또는 조산원을 개설
　- 시장 · 군수 · 구청장에게 신고하여야 한다.

(4) 종합병원 · 병원 · 치과병원 · 한방병원 또는 요양병원을 개설
　- 특별시장 · 광역시장 또는 도지사 (이하 "시 · 도지사"라 한다)의 허가를 받아야 한다.

(5) 제(3)항과 제(4)항에 따라 개설된 의료기관이 개설장소를 이전하거나 개설에 관한 신고 또는 허가사항 중 보건복지부령으로 정하는 중요사항을 변경하려는 때에도 제(3)항 또는 제(4)항과 같다.

(6) 조산원을 개설하는 자는 반드시 지도의사를 정하여야 한다.

(7) 의료기관을 개설할 수 없는 경우
　① 약국의 시설 내 또는 구내인 경우
　② 약국의 시설 또는 부지의 일부를 분할 · 변경 또는 개수하여 의료기관을 개설하는 경우
　③ 약국과 전용의 복도 · 계단 · 승강기 또는 구름다리 등의 통로가 설치되어 있거나 이를 설치하여 의료기관을 개설하는 경우

(8) 제(2)항 제①호의 의료인은 어떠한 명목으로도 둘 이상의 의료기관을 개설 · 운영할 수 없다 (5년 이하의 징역이나 2천 만원 이하의 벌금). 다만, 2 이상의 의료인 면허를 소지한 자기 의원급 외료기관을 개설하려는 경우에는 하나의 장소에 한하여 면허 종별에 따른 의료기관을 함께 개설할 수 있다.

## ■ 가정간호 (시행규칙 제24조)

(1) 의료기관이 실시하는 가정간호의 범위
　① 간호
　② 검체의 채취 (보건복지부장관이 정하는 현장검사를 포함한다) 및 운반
　③ 투약
　④ 주사
　⑤ 응급처치 등의 교육 및 훈련

⑥ 상담
⑦ 다른 보건의료기관 등에 대한 건강관리에 관한 의뢰
(2) 가정간호를 실시하는 간호사는 가정전문간호사만 가능
(3) 의사 또는 한의사가 의료기관 외에서 계속적인 치료와 관리가 필요하다고 판단하여 가정전문간호사에게 치료 또는 관리를 의뢰한 자에 한하여 실시
(4) 가정전문간호사는 가정간호 중 검체의 채취 및 운반, 투약, 주사 또는 치료적 의료행위인 간호를 하는 경우에는 의사나 한의사의 진단과 처방에 따라야 함. 이 경우 의사 및 한의사 처방의 유효기간은 처방일부터 90일까지로 한다.
(5) 가정간호를 실시하는 의료기관의 장은 가정전문간호사를 2인 이상 두어야 한다.
(6) 가정간호에 관한 기록은 5년간 보존한다.
(7) 가정간호의 질 관리 등 가정간호의 실시에 필요한 사항은 보건복지부장관이 따로 정한다.

## ■ 원격의료 (제34조)

(1) 컴퓨터·화상통신 등 정보통신기술을 활용하여 원격지의 의료인에 대하여 의료지식 또는 기술을 지원한다.
(2) 원격의료를 행하거나 이를 받고자 하는 자는 보건복지부령으로 정하는 시설 및 장비를 갖추어야 한다.
(3) 원격의료를 하는 자 (이하 "원격지 의사"라 한다)는 환자를 직접 대면하여 진료하는 경우와 같은 책임을 진다.
(4) 원격지 의사의 원격의료에 따라 의료행위를 한 의료인이 의사·치과의사 또는 한의사 (이하 "현지 의사"라 한다)인 경우에는 당해 의료행위에 대하여 원격지 의사의 과실을 인정할 만한 명백한 근거가 없는 한 환자에 대한 책임은 현지 의사에게 있다.

## ■ 의료기관 개설 특례 (제35조)

(1) 의료기관의 개설권자 이외의 자가 그 소속직원·종업원, 기타 구성원 또는 그 가족의 건강관리를 위하여 부속의료기관을 개설하려면 그 개설장소를 관할하는 시장·군수·구청장에게 신고하여야 한다. 다만, 부속의료기관으로 병원급 의료기관을 개설하려면 그 개설장소를 관할하는 시·도지사의 허가를 받아야 한다.
(2) 제(1)항에 따른 개설신고 및 허가에 관한 절차·조건, 그 밖에 필요한 사항과 그 의료기관의 운영에 필요한 사항은 보건복지부령으로 정한다.
  ① 신고미필자 : 300만 이하 벌금 (의원급)
  ② 허가미필자 : 3년 이하의 징역 또는 1천 만원 이하의 벌금 (병원급)

## ■ 의료기관의 준수사항 (제36조)

(1) 의료기관의 종류에 따른 시설기준 및 규격에 관한 사항
   *의료기관의 종류별 시설기준은 별표 3과 같고, 그 시설규격은 별표 4와 같다.
(2) 의료기관의 안전관리시설 기준에 관한 사항
(3) 의료기관 및 요양병원의 운영기준에 관한 사항
(4) 고가의료장비의 설치·운영기준에 관한 사항

(5) 의료기관의 종류에 따른 의료인 등의 정원기준에 관한 사항
(6) 급식 관리기준에 관한 사항

### ▣ 개설자 또는 관리자의 준수사항 (시행규칙 제33조)
(1) 입원실의 정원을 초과하여 입원시키지 아니할 것
(2) 입원실은 남·여별로 구별할 것
(3) 입원실이 아닌 장소에 환자·임부 또는 해산부를 입원시키지 아니할 것
(4) 정신병환자는 정신병 입원실 외에는 입원시키지 아니할 것
(5) 감염의 우려가 있는 환자와 기타의 환자를 동일한 입원실에 입원시키지 아니할 것
(6) 감염의 우려가 있는 환자가 입원하였던 입원실 및 그 옷·침구·식기 등은 완전히 소독한 후가 아니면 사용하지 아니할 것
(7) 변질·오염·손상되었거나 유효기간 또는 사용기한이 지난 의약품은 진열·사용하지 아니할 것
(8) 한방병원 또는 한의원의 개설자나 관리자는 「약사법 시행규칙」에 따라 규격품으로 판매하도록 지정·고시된 한약을 조제하는 경우에는 규격품을 사용
(9) 외래진료실에 진료 중인 환자 외에 다른 환자를 대기시키지 않도록 할 것
(10) 의료기관에서 환자의 처치에 사용되는 기구 및 물품(1회 용품은 제외한다)은 보건복지부장관이 정하여 고시하는 방법에 따라 소독하여 사용할 것

### ▣ 의료기관의 안전관리시설 (시행규칙 35조)
– 의료기관은 환자와 의료관계인 기타 의료기관종사자의 안전을 위하여 다음 각 호의 시설을 갖추어야 한다.
(1) 화재 기타 긴급대책에 필요한 시설
(2) 방충·방서·세균오염의 방지에 관한 시설
(3) 채광·환기에 관한 시설
(4) 전기·가스 등의 위해 방지에 관한 시설
(5) 방사선 위해방지에 관한 시설
(6) 기타 진료과목별로 안전관리 상 필수적으로 갖추어야 할 시설

### ▣ 요양병원의 운영 (시행규칙 제36조)
(1) 요양병원의 입원 대상
– 노인성 질환자·만성 질환자 및 외과적 수술 후 또는 상해 후의 회복기간에 있는 자로서 주로 요양을 필요로 하는 자
(2) 감염성 질환자는 요양병원의 입원대상으로 하지 아니하며, 정신질환자(노인성 치매환자는 제외한다)는 정신병원 외의 요양병원의 입원대상으로 하지 아니한다.
(3) 각급 의료기관은 제(1)항에 따른 환자를 요양병원으로 옮긴 경우에는 환자이송과 동시에 진료기록사본 등을 그 요양병원에 송부하여야 한다.
(4) 요양병원의 개설자는 요양환자의 상태가 악화하는 경우에 적절한 조치가 가능하도록 환자후송 등에 관하여 다른 의료기관과 협약을 맺거나 자체 시설 및 인력 등을 확보하여야 한다.

### ▣ 의료인 등의 정원 (시행규칙 제38조)

(1) 법 제36조 제(5)호에 따른 의료기관의 종류에 따른 의료인의 정원기준에 관한 사항은 별표 5 (아래 표는 별표 5를 알기 쉽게 정리한 표이다)와 같다.
(2) 의료인 외의 의료인력
　① 병원급 의료기관에는 별표 5의 2에 따른 약사 또는 한약사를 두어야 한다.
　② 입원시설을 갖춘 종합병원, 병원, 치과병원, 한방병원, 요양병원에는 1명 이상 영양사를 둔다.
　③ 의료기관에는 보건복지부장관이 정하는 바에 따라 각 진료과목별로 필요한 수의 의료기사를 둔다.
　④ 종합병원에는 보건복지부장관이 정하는 바에 따라 필요한 수의 의무기록사를 둔다.
　⑤ 의료기관에는 보건복지부장관이 정하는 바에 따라 필요한 수의 간호조무사를 둔다.
　⑥ 종합병원에는 「사회복지사업법」에 따른 사회복지사 자격을 가진 자 중에서 환자의 갱생·재활과 사회복귀를 위한 상담 및 지도업무를 담당하는 요원을 1명 이상 둔다.
(3) 보건복지부장관은 간호사나 치과위생사의 인력수급 상 필요하다고 인정할 때에는 제(1)항에 따른 간호사 또는 치과위생사 정원의 일부를 간호조무사로 충당하게 할 수 있다.

\* **의료인의 정원**　　　　　　　　　　　　　　　　　※ 연평균 1일 입원환자 기준

| | | |
|---|---|---|
| 의사 | 종합병원<br>병원<br>의원 | · 입원환자 20명당 의사 1명(소수점은 올림)<br>· 외래환자 3명 = 입원환자 1명으로 환산<br>　예 입원환자 100명, 외래환자 150명인 병원<br>　　150 ÷ 3 = 50, (100 + 50) ÷ 20 = 7.5<br>　　소수점 올림하여 8명의 의사가 필요함 |
| | 요양병원 | - 입원환자 40명당 의사 1명(한의사 포함) |
| 한의사 | 한방병원<br>한의원 | · 입원환자 20명당 의사 1명(소수점 올림)<br>· 외래환자 3명 = 입원 환자 1명으로 환산 |
| | 요양병원 | · 입원환자 40명당 의사 1명(의사 포함) |
| 치과의사 | 종합병원<br>치과병원<br>치과의원 | · 종합병원과 동일 |
| 조산사 | 종합병원<br>병원<br>의원 | · 산부인과에 배정된 간호사 정원의 3분의 1 |
| 간호사 | 종합병원<br>병원<br>치과병원<br>의원<br>치과의원<br>한의원 | · 입원환자 2.5명당 간호사 1명(소수점 올림)<br>· 외래환자 12명 = 입원환자 1인<br>　예 입원환자 50명, 외래환자 120명인 병원<br>　　120 ÷ 12 = 10, (50 + 10) ÷ 2.5 = 24<br>　　24명의 간호사가 필요함 |
| | 한방병원 | · 입원환자 5명당 간호사 1명(소수점 올림)<br>· 외래환자 12명 = 입원환자 1인 |
| | 요양병원 | · 입원환자 6명당 간호사 1명 (소수점 올림)<br>· 간호조무사는 간호사 정원의 4분의 2 범위 내에 둘 수 있음 |

## ▣ 진단용 방사선 발생장치 (제37조)

(1) 보건복지부령이 정하는 바에 따라 시장·군수·구청장에게 신고하여야 하며, 보건복지부령으로 정하는 안전관리 기준에 맞도록 설치·운영하여야 한다.
(2) 의료기관 개설자나 관리자는 진단용 방사선 발생 장치를 설치한 경우에는 보건복지부령으로 정하는 바에 따라 안전관리책임자를 선임하고, 정기적으로 검사와 측정을 받아야 하며, 방사선 관계 종사자에 대한 피폭 관리를 하여야 한다(3백만원 이하 과태료).
(3) 제(1)항과 제(2)항에 따른 진단용 방사선 발생장치의 범위·신고·검사·설치 및 측정 기준 등에 필요한 사항은 보건복지부령으로 정한다.

## ▣ 특수의료장비의 설치·운영 (제38조)

(1) 보건복지부령으로 정하는 바에 따라 시장·군수·구청장에게 등록하여야 하며, 보건복지부령으로 정하는 설치인정기준에 맞게 설치·운영하여야 한다. 〈개정 2012. 2. 1〉
(2) 보건복지부령으로 정하는 바에 따라 보건복지부장관에게 정기적인 품질관리검사를 받아야 한다.
(3) 품질관리검사에서 부적합하다고 판정받은 특수의료장비를 사용하여서는 아니 된다 (3년 이하의 징역 또는 3천 만원 이하의 벌금).
(4) 제(2)항에 따른 품질관리검사업무의 전부 또는 일부를 보건복지부령으로 정하는 바에 따라 관계전문기관에 위탁할 수 있다.

## ▣ 고가의료장비의 설치·운영 (시행규칙 제37조)

– 보건복지부장관이 의료장비 중 보건의료제도의 효율적인 운영을 위하여 지정하는 고가의료장비를 설치·운영하려는 의료기관은 보건복지부장관이 정하는 설치·운영 기준에 적합하게 설치·운영하여야 한다.

## ▣ 시설 등의 공동이용 (제39조)

(1) 의료인은 다른 의료기관의 장의 동의를 얻어 그 의료기관의 시설·장비 및 인력 등을 이용하여 진료할 수 있다.
(2) 의료기관의 장은 그 의료기관의 환자를 진료하는 데에 필요하면 해당 의료기관에 소속되지 아니한 의료인에게 진료하도록 할 수 있다.
(3) 의료인이 다른 의료기관의 시설·장비 및 인력 등을 이용하여 진료하는 과정에서 발생한 의료사고에 대하여는 진료를 한 의료인의 과실 때문이면 그 의료인에 의료기관의 시설·장비 및 인력 등의 결함 때문이면 그것을 제공한 의료기관 개설자에게 각각 책임이 있는 것으로 본다.

## ▣ 폐업·휴업의 신고와 진료기록부 등의 이관 (제40조)

(1) 폐업하거나 1개월 이상 휴업하려면 관할 시·도지사 또는 시장·군수·구청장에게 신고하여야 한다.
(2) 폐업 또는 휴업의 신고를 하는 때에는 기록·보존하고 있는 진료기록부 등을 관할 보건소장에게 이관하여야 한다. 다만, 의료기관 개설자가 보건복지부령으로 정하는 바에 따라 진료기록부 등의 보관계획서를 제출하여 관할 보건소장의 허가를 받은 경우에는 직접 보관할 수 있다 (1백만원 이하 과태료).

### ▣ 당직의료인 (제41조)

- 각종 병원에는 응급환자와 입원환자의 진료 등에 필요한 당직의료인을 두어야 한다.
  (1) 입원환자 200인까지
      ① 의사, 치과의사, 한의사의 경우 : 1인
      ② 간호사의 경우 : 2인
  (2) 입원환자 200인을 초과하는 200인마다
      ① 의사, 치과의사, 한의사의 경우 : 1인 추가
      ② 간호사의 경우 : 2인 추가
  (3) 정신병원·재활병원·결핵병원 등은 입원환자의 진료에 지장이 없도록 해당 병원의 자체 기준에 따라 배치할 수 있다.

### ▣ 의료기관의 명칭 (제42조)

(1) 의료기관은 제3조 제(2)항에 따른 의료기관의 종류에 따르는 명칭 외의 명칭을 사용하지 못한다. 다만, 다음 각 호의 어느 하나에 해당하는 경우에는 그러하지 아니하다.
    ① 종합병원이 그 명칭을 병원으로 표시하는 경우
    ② 제3조의 4 제(1)항에 따라 상급종합병원으로 지정받거나 제3조의 5 제(1)항에 따라 전문병원으로 지정받은 의료기관이 지정받은 기간 동안 그 명칭을 사용하는 경우
    ③ 제33조 제(8)항 단서에 따라 개설한 의원급 의료기관이 면허 종별에 따른 종별명칭을 함께 사용하는 경우
    ④ 국가나 지방자치단체에서 개설하는 의료기관이 보건복지부장관이나 시·도지사와 협의하여 정한 명칭을 사용하는 경우
    ⑤ 다른 법령으로 따로 정한 명칭을 사용하는 경우
(2) 의료기관의 명칭 표시에 관한 사항은 보건복지부령으로 정한다.
(3) 의료기관이 아니면 의료기관의 명칭, 유사한 명칭을 사용하지 못한다 (위반 시 100만원 이하 과태료).
(4) **의료기관의 명칭 표시 (시행규칙 제40조)** 〈개정 2012. 4. 27〉
    ① 의료기관이 명칭을 표시하는 경우에는 법 제3조 제(2)항에 따른 의료기관의 종류에 따르는 명칭 (종합병원의 경우에는 종합병원 또는 병원) 앞에 고유명칭을 붙인다. 이 경우 그 고유명칭은 의료기관의 종류 명칭과 동일한 크기로 하되, 의료기관의 종류 명칭과 혼동할 우려가 있거나 특정 진료과목 또는 질환명과 비슷한 명칭을 사용하지 못한다.
    ② 상급종합병원으로 지정받은 종합병원은 의료기관의 종류에 따른 명칭 대신 상급종합병원의 명칭을 표시할 수 있다.
    ③ 전문병원으로 지정받은 병원은 지정받은 특정 진료과목 또는 질환명을 표시할 수 있으며, 의료기관의 종류에 따른 명칭 대신 전문병원의 명칭을 표시할 수 있다.
    ④ 병원·한방병원·치과병원·의원·한의원 또는 치과의원의 개설자가 전문의인 경우에는 그 의료기관의 고유명칭과 의료기관의 종류 명칭 사이에 인정받은 전문 과목을 삽입하여 표시할 수 있다.
    ⑤ 부속의료기관이 명칭을 표시하는 경우에는 의료기관의 종류에 따르는 명칭 앞에 그 개설기관의 명칭과 "부속"이라는 문자를 붙여야 한다.

⑥ 의료기관의 명칭표시판에는 다음 각 목의 사항만을 표시할 수 있다. 다만, 장소가 좁거나 그 밖에 부득이한 사유가 있는 경우에는 제41조 제(4)항에도 불구하고 같은 조 제(1)항에 따른 진료과목을 명칭표시판에 함께 표시할 수 있다.
  a. 의료기관의 명칭
  b. 전화번호
  c. 진료에 종사하는 의료인의 면허 종류 및 성명
  d. 상급종합병원으로 지정받은 사실(법 제3조의 4 제(1)항에 따라 상급종합병원으로 지정받은 종합병원만 해당한다)
  e. 전문병원으로 지정받은 사실 (법 제3조의 5 제(1)항에 따라 전문병원으로 지정받은 병원만 해당한다)
⑦ 의료기관의 명칭은 한글로 표시하되, 보건복지부장관이 정하는 바에 따라 외국어를 함께 표시할 수 있다. 〈시행일 2012. 8. 5〉

## ■ 진료과목 (제43조)

(1) 병원 · 치과병원 또는 종합병원은 한의사를 두어 한의과 진료과목을 추가로 설치 · 운영할 수 있다.
(2) 한방병원 또는 치과병원은 의사를 두어 의과 진료과목을 추가로 설치 · 운영할 수 있다.
(3) 병원 · 한방병원 또는 요양병원은 치과의사를 두어 치과 진료과목을 추가로 설치 · 운영할 수 있다.
(4) 제(1)항부터 제(3)항까지의 규정에 따라 추가로 진료과목을 설치 · 운영하는 경우에는 보건복지부령으로 정하는 바에 따라 진료에 필요한 시설 · 장비를 갖추어야 한다.
(5) 제(1)항부터 제(3)항까지의 규정에 따라 추가로 설치한 진료과목을 포함한 의료기관의 진료과목은 보건복지부령으로 정하는 바에 따라 표시하여야 한다. 다만, 치과의 진료과목은 종합병원과 제77조 제(2)항에 따라 보건복지부령으로 정하는 치과병원에 한하여 표시할 수 있다.

## ■ 진료과목의 표시 (시행규칙 제41조)

(1) 의료기관이 표시할 수 있는 진료과목 〈개정 2011. 12. 7〉
  ① 종합병원 : ② 및 ③의 진료과목
  ② 병원 또는 의원 : 내과, 신경과, 정신건강의학과, 외과, 정형외과, 신경외과, 흉부외과, 성형외과, 마취통증의학과, 산부인과, 소아청소년과, 안과, 이비인후과, 피부과, 비뇨기과, 영상의학과, 방사선종양학과, 병리과, 진단검사의학과, 재활의학과, 결핵과, 가정의학과, 핵의학과, 직업환경의학과 및 응급의학과
  ③ 수련치과병원 : 구강악안면외과, 치과보철과, 치과교정과, 소아치과, 치주과, 치과보존과, 구강내과, 구강악안면방사선과, 구강병리과 및 예방치과
  ④ 한방병원이나 한의원 : 한방내과, 한방부인과, 한방소아과, 한방안 · 이비인후 · 피부과, 한방신경정신과, 한방재활의학과, 사상체질과 및 침구과
  ⑤ 요양병원 : ② 및 ④의 진료 과목
(2) 의료기관의 진료과목을 표시하는 경우에는 제①항 및 제②항의 진료과목 중 그 의료기관이 확보하고 있는 시설 · 장비 및 의료관계인에 해당하는 과목만을 표시할 수 있다.
(3) 의료기관의 진료과목 표시판에는 "진료과목"이라는 글자와 진료 과목의 명칭을 표시하여야 한다.

■ 의료기관의 명칭과 진료과목의 병행 표시 방법 (시행규칙 제42조) 〈개정 2011.2. 10〉
- 의료기관의 명칭표시판에 진료과목을 함께 표시하는 경우에는 진료과목을 표시하는 글자의 크기를 의료기관의 명칭을 표시하는 글자 크기의 2분의 1 이내로 하여야 한다.

■ 환자의 진료의사 선택 (제46조)
(1) 환자 또는 그 보호자는 종합병원 · 병원 · 치과병원 · 한방병원 또는 요양병원의 특정한 의사 · 치과의사 또는 한의사를 선택하여 진료를 요청할 수 있다. 이 경우 의료기관의 장은 특별한 사유가 없는 한 환자 또는 그 보호자가 요청한 의사 · 치과의사 또는 한의사가 진료하도록 하여야 한다.
(2) 선택진료를 받는 환자 또는 그 보호자는 선택진료의 변경 또는 해지를 요청할 수 있다.
(3) 의료기관의 장은 환자 또는 환자의 보호자에게 선택진료의 내용 · 절차 및 방법 등에 관한 정보를 제공하여야 한다.
(4) 의료기관의 장은 선택진료를 하게 한 경우에도 환자나 환자의 보호자로부터 추가 비용을 받을 수 없다.
(5) 의료기관의 장은 일정한 요건을 갖추고 선택진료를 하게 하는 경우에는 추가 비용을 받을 수 있다.
(6) 제(5)항에 따른 추가비용을 받을 수 있는 의료기관의 의사 · 치과의사 또는 한의사의 자격 요건과 범위, 진료항목과 추가비용의 산정기준, 그 밖에 필요한 사항은 보건복지부령으로 정한다.

■ 병원감염 예방 (제47조)
(1) 보건복지부령으로 정하는 일정 규모 이상의 병원급 의료기관의 장은 병원감염 예방을 위하여 감염관리위원회와 감염관리실을 설치 · 운영하고 보건복지부령으로 정하는 바에 따라 감염관리 업무를 수행하는 전담인력을 두는 등 필요한 조치를 하여야 한다. 〈개정 2011.8. 4〉
(2) 감염대책위원회 설치 및 기능 (시행규칙 제43조)
① 병상이 300개 이상인 종합병원의 장은 병원감염 예방을 위하여 감염대책위원회를 설치 · 운영
② 위원회의 심의업무
   a. 병원감염에 대한 대책, 연간 감염예방계획의 수립 및 시행에 관한 사항
   b. 감염관리요원의 선정 및 배치에 관한 사항
   c.「감염병의 예방 및 관리에 관한 법률」에 따른 감염병 환자, 감염병의사환자 또는 병원체 보유자의 처리에 관한 사항
   d. 병원의 전반적인 위생관리에 관한 사항
   e. 병원감염관리에 관한 자체 규정의 제정 및 개정에 관한 사항
   f. 병원감염관리 실적의 분석 및 평가에 관한 사항
   g. 직원의 감염관리교육에 관한 사항
   h. 감염과 관련된 직원의 건강관리에 관한 사항
   i. 그 밖에 병원감염관리에 관한 중요한 사항
(3) 위원회의 구성 (시행규칙 제44조)
① 위원회의 구성 : 위원장 1인을 포함한 7인 이상 15인 이하의 위원
② 위원장은 종합병원의 장, 부위원장은 위원 중에서 위원장이 지명

③ 위원 : 다음에 해당하는 자와 종합병원의 장이 위촉하는 외부 전문가로 하다.
  a. 부원장 또는 진료부장
  b. 수술부장 또는 수술과장
  c. 간호부장 또는 간호과장
  d. 진단검사의학과장
  e. 감염 관련 의사 및 당해 종합병원의 장이 필요하다고 인정하는 자
④ 제③항 각 호에 해당하는 자는 당연직 위원으로 하되 그 임기는 해당 부서의 재직기간으로 하고, 위촉하는 위원의 임기는 2년으로 한다.

(4) 위원회의 운영 (시행규칙 제45조)
  ① 위원회는 정기회의와 임시회의로 운영한다.
  ② 정기회의는 연 2회 개최하고, 임시회의는 위원장이 필요하다고 인정하는 때 또는 위원 과반수가 소집을 요구할 때에 개최할 수 있다.
  ③ 회의는 재적위원 과반수의 출석과 출석위원 과반수의 찬성으로 의결한다.
  ④ 위원장은 위원회를 대표하며 업무를 총괄한다.
  ⑤ 위원회는 회의록을 작성하여 참석자의 확인을 받은 후 비치하여야 한다.
  ⑥ 그 밖에 위원회의 운영에 필요한 사항은 위원장이 정한다.

## 제2절 의료법인

### ■ 설립 허가 등 (제48조)

(1) 대통령령으로 정하는 바에 따라 정관과 그 밖의 서류를 갖추어 그 법인의 주된 사무소의 소재지를 관할하는 시·도지사의 허가를 받아야 한다.
(2) 의료법인은 그 법인이 개설하는 의료기관에 필요한 시설이나 시설을 갖추는 데에 필요한 자금을 보유하여야 한다.
(3) 의료법인은 재산을 처분하거나 정관을 변경하고자 할 때에는 시·도지사의 허가를 받아야 한다 (300만원 이하 벌금).
(4) 이 법에 의한 의료법인이 아니면 의료법인 또는 이와 유사한 명칭을 사용할 수 없다 (300만원 이하 벌금).

### ■ 의료법인 등의 사명 (시행령 제20조)

- 의료법인과 법 제33조 제(2)항 제(4)호에 따라 의료기관을 개설한 비영리법인은 의료업을 할 때 공중위생에 이바지하여야 하며, 영리를 추구하여서는 아니 된다.

### ■ 부대사업 (제49조)

(1) 의료법인은 그가 개설하는 의료기관에서 의료업무 외에 다음의 부대사업을 할 수 있다. 이 경우 부대사업으로 얻은 수익에 관한 회계는 의료법인의 다른 회계와 구분하여 계산하여야 한다.
  ① 의료인과 의료관계자 양성이나 보수교육
  ② 의료나 의학에 관한 조사연구

③ 노인의료 복지시설의 설치 · 운영
④ 장례식장의 설치 · 운영
⑤ 부설주차장의 설치 · 운영
⑥ 의료업 수행에 수반되는 의료정보시스템 개발 · 운영사업 중 대통령령으로 정하는 사업
⑦ 그 밖에 휴게음식점영업, 일반음식점영업, 이용업, 미용업 등 환자 또는 의료법인이 개설한 의료기관 종사자 등의 편의를 위하여 보건복지부령으로 정하는 사업

(2) 제④, ⑤, ⑦항의 부대사업을 하려는 의료법인은 타인에게 임대 또는 위탁하여 운영할 수 있다.
(3) 부대사업을 하려는 의료법인은 미리 의료기관의 소재지를 관할하는 시 · 도지사에게 신고하여야 하며, 신고사항을 변경하려는 경우에도 또한 같다 (300만원 이하 벌금).

### ■ 「민법」의 준용 (제50조)

- 의료법인에 관하여는 이 법에 규정한 것 외에는 「민법」 중 재단법인에 관한 규정을 준용한다.

### ■ 설립 허가 취소 (제51조)

- 보건복지부장관 또는 시 · 도지사는 의료법인이 다음에 해당할 때에는 그 설립허가를 취소할 수 있다.
(1) 정관으로 정한 사업 이외의 사업을 한 때
(2) 설립된 날로부터 2년 안에 의료기관을 개설하지 아니한 때
(3) 의료법인이 개설한 의료기관이 제64조에 따라 개설허가를 취소당한 때
(4) 보건복지부장관 또는 시 · 도지사가 감독을 위하여 내린 명령을 위반한 때
(5) 제 49조 제(1)항에 따른 부대사업 외의 사업을 한 때

## 제4장 신의료기술평가

### ■ 신의료기술의 평가 (제53조)

(1) 보건복지부장관은 국민건강을 보호하고 의료기술의 발전을 촉진하기 위하여 대통령령으로 정하는 바에 따라 제54조에 따른 신의료기술평가위원회의 심의를 거쳐 신의료기술의 안전성 · 유효성 등에 관한 평가를 하여야 한다.
(2) 신의료기술은 새로 개발된 의료기술로서 보건복지부장관이 안전성 · 유효성을 평가할 필요성이 있다고 인정하는 것을 말한다.
(3) 보건복지부장관은 신의료기술평가의 결과를 「국민건강보험법」 제64조에 따른 건강보험심사평가원의 장에게 알려야 한다. 이 경우 신의료기술평가의 결과를 보건복지부령으로 정하는 바에 따라 공표할 수 있다.
(4) 그 밖에 신의료기술평가의 대상 및 절차 등에 필요한 사항은 보건복지부령으로 정한다.

### ■ 신의료기술평가위원회의 설치 등 (제54조)

(1) 신의료기술평가에 관한 사항을 심의하기 위하여 보건복지부에 신의료기술평가위원회를 둔다.

(2) 위원회는 위원장 1명을 포함하여 20명 이내의 위원으로 구성한다.
(3) 위원은 다음 각 호의 자 중에서 보건복지부장관이 위촉하거나 임명한다. 다만, 위원장은 제(1)호 또는 제(2)호의 자 중에서 임명한다.
   ① 제28조 제(1)항에 따른 의사회, 치과의사회, 한의사회에서 각각 추천하는 자
   ② 보건의료에 관한 학식이 풍부한 자
   ③ 소비자단체에서 추천하는 자
   ④ 변호사 자격을 가진 자로 보건의료와 관련된 업무에 5년 이상 종사한 경력이 있는 자
   ⑤ 보건의료정책 관련 업무를 담당하고 있는 보건복지부 소속 5급 이상 공무원
(4) 위원장과 위원의 임기는 3년으로 하되, 연임할 수 있다. 다만, 제(3)항 제⑤호에 따른 공무원의 경우에는 재임기간으로 한다.
(5) 위원의 자리가 빈 때에는 새로 위원을 임명하고, 새로 임명된 위원의 임기는 임명된 날부터 기산한다.
(6) 위원회의 심의사항을 전문적으로 검토하기 위하여 위원회에 분야별 전문평가위원회를 둔다.
(7) 그 밖에 위원회·전문평가위원회의 구성 및 운영 등에 필요한 사항은 보건복지부령으로 정한다.

### ■ 자료의 수집 업무 등의 위탁 (제55조)
- 보건복지부령으로 정하는 바에 따라 자료 수집, 조사 등 평가에 수반되는 업무를 관계 전문기관 또는 단체에 위탁할 수 있다.

## 제5장 의료광고

### ■ 의료광고의 금지 등 (제 56조)
(1) 의료 광고권자 : 의료법인, 의료기관, 의료인
(2) 의료 광고의 금지 기준
   ① 제53조에 따른 평가를 받지 않은 신의료 기술에 관한 광고
   ② 치료 효과를 보장하는 등 소비자를 현혹할 우려가 있는 내용 광고
   ③ 다른 의료기관, 의료인의 기능, 진료 방법 비교 내용의 광고
   ④ 다른 의료법인, 의료기관, 의료인을 비방하는 내용의 광고
   ⑤ 수술 장면, 직접적 시술 행위 노출 내용의 광고
   ⑥ 의료인의 기능, 진료 방법과 관련하여 심각한 부작용 등 중요 부분 누락 광고
   ⑦ 객관성 인정 안 되거나 근거없는 내용을 포함한 광고
   ⑧ 신문, 방송, 잡지 등을 이용하여 기사 또는 전문가의 의견 형태로 표현된 광고
   ⑨ 제57조에 따른 심의를 받지 않거나 심의받은 내용과 다른 내용 광고
   ⑩ 제27조 제(3)항에 따라 외국인 환자를 유치하기 위한 국내 광고
   ⑪ 그 밖 의료광고의 내용이 국민건강에 중대한 위해 발생, 우려 있는 것으로 대통령령으로 정하는 내용의 광고

(3) 의료법인, 의료기관 또는 의료인은 거짓, 과장된 내용의 의료광고를 하지 못한다.
(4) 의료광고는 다음 각 호의 방법으로는 하지 못한다.
  ① "방송법" 제2조 제(1)호의 방송 (텔레비전, 라디오, 데이터 방송, 이동 멀티미디어 방송)
  ② 국민보건, 건전한 의료경쟁 질서유지를 위해 제한할 필요가 있는 경우로 대통령령으로 정하는 방법

■ 광고의 심의 (제57조)

(1) 심의 : 보건복지부장관에게 광고의 내용, 방법 등에 관한 심의를 받아야 한다. (제57조)
(2) 심의를 받으려는 자는 보건복지부령으로 정하는 수수료를 내야 한다.
(3) 보건복지부장관은 의료광고심의에 관한 업무를 다음에 위탁한다 (시행령 제24조).
  ① 의사회 : 의사, 의원, 병원, 요양병원, 종합병원(치과 제외), 조산원이 하는 의료광고의 심의
  ② 치과의사회 : 치과의사, 치과의원, 치과병원, 종합병원(치과에 한함)이 하는 의료광고의 심의
  ③ 한의사회 : 한의사, 한의원, 한방병원, 요양병원(한의사가 설립함에 한함)이 행하는 의료광고의 심의
(4) 의료광고 심의 절차 (시행령 제25조)
  ① 신청서를 심의업무를 위탁받은 기관에 제출
  ② 신청받은 심의기관은 30일 이내에 의료광고심의위원회의 심의를 거쳐 심의결과를 신청인에게 문서로 통지 (다만, 부득이한 사유로 그 기간에 심의결과를 통지할 수 없는 경우 : 신청인에게 지연 사유 & 처리예정기간 통지)
  ③ 통지받은 심의결과에 이의가 있으면 심의결과를 통지받은 날부터 15일 이내에 재심의를 요청할 수 있다.
  ④ 재심의를 요청받은 심의기관은 심의위원회의 재심의를 거쳐 재심의를 요청받은 날부터 30일 이내에 재심의 결과를 신청인에게 문서로 통지하여야 한다.
(5) 심의내용의 변경 (시행령 제26조)
  ① 심의 또는 재심의를 받은 자가 심의받은 광고내용을 변경하여 광고하려면 그 변경내용에 관하여 시행령 제25조에 따라 심의를 받아야 한다. 다만, 광고내용을 변경하지 아니하는 범위에서 자구를 수정하거나 삭제하여 광고하려는 경우에는 심의를 받지 아니하고 광고할 수 있다.
  ② 제(1)항 단서에 따라 광고하려는 자는 광고를 시작하기 전에 그 사실을 심의기관에 통보하여야 하며, 심의기관은 통보받은 내용이 광고 내용을 변경한 것이라고 판단되면 지체없이 신청인에게 심의를 받을 것을 통지하여야 한다.
(6) 심의 결과 표시 (시행령 제27조)
  - 신청인이 제25조와 제26조에 따라 심의받은 내용을 광고하려면 심의 받은 사실을 광고에 표시하여야 한다.
(7) 심의위원회 구성 및 운영 등 (시행령 제28조)
  ① 심의기관은 의료광고를 심의하기 위하여 심의위원회를 설치·운영하여야 한다.
  ② 심의위원회는 위원장 1명, 부위원장 1명을 포함한 10명 이상 20명 이하의 위원으로 구성한다.
  ③ 위원장은 심의기관의 장이 위촉, 부위원장은 심의위원회에서 호선한다.
  ④ 위원은 다음 각 호의 어느 하나에 해당하는 자 중에서 심의기관의 장이 위촉한다.
    a. 해당 심의기관의 회원이 아닌 다른 직역의 의료인 (조산사와 간호사는 제외한다)

     b. 해당 심의기관의 회원
     c. 「소비자기본법」 제2조 제3호에 따른 소비자단체의 장이 추천하는 자
     d. 변호사 자격을 가진 자
     e. 그 밖에 보건의료에 관한 학식과 경험이 풍부한 자
   ⑤ 심의위원회 위원의 임기는 1년으로 하되, 연임할 수 있다.
   ⑥ 심의기관의 장은 심의 및 재심의 결과를 분기별로 분기가 끝난 후 30일 이내에 보건복지부장관에게 보고하여야 한다.
   ⑦ 제①항부터 제⑥항까지의 규정에서 정한 것 외에 심의위원회의 구성·운영 및 심의에 필요한 사항은 심의위원회의 의결을 거쳐 위원장이 정한다.
(8) 의료광고 심의 신청 및 수수료 (시행규칙 제47조)
   ① 의료광고 심의 첨부 서류
     a. 광고하려는 의료광고안
     b. 의료기관 개설허가증 또는 신고증 사본
     c. 광고내용에 의학에 관한 전문적인 내용이 포함되어 있는 경우에는 이를 소명할 수 있는 자료
   ② 영 제25조 제(3)항에 따라 의료광고의 재심의를 받으려는 신청인은 별지 제21호 서식의 신청서에 다음 각 호의 서류를 첨부하여 해당 심의기관에 제출하여야 한다.
     a. 원심 결과통보서
     b. 재심 신청의 이유 및 취지
   ③ 심의기관의 장은 다음 각 호의 사항을 고려하여 수수료 금액을 정하여 공고하여야 한다. 이 경우 건당 수수료 금액은 20만원을 초과할 수 없다.
     a. 의료광고의 내용과 양
     b. 의료광고의 매체
     c. 그 밖에 의료광고 심의 업무에 드는 비용
   ④ 신청인은 해당 심의기관에 제③항에 따른 수수료를 현금 또는 정보통신망을 이용한 전자화폐·전자결제 등의 방법으로 내야 한다.

# 제6장  감독

## ▣ 의료기관 인증 (제58조)

(1) 의료기관 인증
   ① 보건복지부상관은 의료의 질과 환자 안전의 수준을 높이기 위하여 병원급 의료기관에 대한 인증을 할 수 있다.
   ② 보건복지부장관은 대통령령으로 정하는 바에 따라 의료기관 인증에 관한 업무를 관계 전문기관에 위탁할 수 있다. 이 경우 인증전담기관에 대하여 필요한 예산을 지원할 수 있다.
   ③ 보건복지부장관은 다른 법률에 따라 의료기관을 대상으로 실시하는 평가를 통합하여 인증전담기관으로 하여금 시행하도록 할 수 있다.

(2) 의료기관인증위원회 (제58조의 2)
　① 보건복지부장관은 의료기관 인증에 관한 주요 정책을 심의하기 위하여 보건복지부장관 소속으로 의료기관인증위원회를 둔다.
　② 위원회는 위원장 1명을 포함한 15인 이내의 위원으로 구성한다.
　③ 위원회의 위원장은 보건복지부차관으로 하고, 위원회의 위원은 다음 각 호의 사람 중에서 보건복지부장관이 임명 또는 위촉한다 (시행령 제30조). 〈전문개정 2011.1. 24〉
　　a. 제28조에 따른 의료인 단체 및 제52조에 따른 의료기관단체에서 추천하는 자 : 5명
　　b. 노동계, 시민단체, 소비자단체에서 추천하는 자 : 5명
　　c. 보건의료에 관한 학식과 경험이 풍부한 자 : 3명
　　d. 보건복지부 소속 3급 이상 공무원 또는 고위공무원단에 속하는 공무원 : 1명
　　　＊위원의 임기 〈전문개정 2011.1. 24〉
　　　　시행령 제30조 a.부터 c.까지의 위원의 임기는 2년으로 한다.
　　　　위원의 사임 등으로 새로 위촉된 위원의 임기는 전임 위원 임기의 남은 기간으로 한다.
　④ 위원회는 다음 각 호의 사항을 심의한다.
　　a. 인증기준 및 인증의 공표를 포함한 의료기관 인증과 관련된 주요 정책에 관한 사항
　　b. 제58조 제(3)항에 따른 의료기관 대상 평가제도 통합에 관한 사항
　　c. 제58조의 7 제(2)항에 따른 의료기관 인증 활용에 관한 사항
　　d. 그 밖에 위원장이 심의에 부치는 사항
　⑤ 위원회의 구성 및 운영, 그 밖에 필요한 사항은 대통령령으로 정한다.
　⑥ 인증위원회의 운영 (시행령 제31조의 2) 〈신설 2011.1. 24〉
　　a. 위원장은 인증위원회를 대표하고 인증위원회의 업무를 총괄한다.
　　b. 인증위원회의 회의는 재적위원 3분의 1 이상의 요구가 있는 때 또는 위원장이 필요하다고 인정하는 때에 소집하고, 위원장이 그 의장이 된다.
　　c. 인증위원회의 회의는 재적위원 과반수의 출석으로 개의하고 출석위원 과반수의 찬성으로 의결한다.
　　d. 위원장이 부득이한 사유로 직무를 수행할 수 없을 때에는 위원장이 미리 지명한 위원이 그 직무를 대행한다.
　　e. 제a.항부터 제d.항까지에서 규정한 사항 외에 인증위원회의 운영 등에 필요한 사항은 인증위원회의 의결을 거쳐 위원장이 정한다.
　⑦ 간사 (시행령 제31조의 3) 〈신설 2011.1. 24〉
　　a. 인증위원회에 인증위원회의 사무를 처리하기 위하여 간사 1명을 둔다.
　　b. 간사는 보건복지부 소속 공무원 중에서 보건복지부장관이 지명한다.
　⑧ 수당 (시행령 제31조의 4) 〈신설 2011.1. 24〉
　　- 인증위원회의 회의에 출석한 공무원이 아닌 위원에게는 예산의 범위에서 수당 및 여비를 지급할 수 있다.
(3) 의료기관 인증기준 및 방법 등 (제58조의 3)
　① 의료기관 인증기준에 포함사항
　　a. 환자의 권리와 안전

b. 의료기관의 의료서비스 질 향상 활동
   c. 의료서비스의 제공 과정 및 성과
   d. 의료기관의 조직·인력관리 및 운영
   e. 환자 만족도
  ② 인증을 신청한 의료기관에 대하여 제①항에 따른 인증기준의 충족 여부 평가
  ③ 보건복지부장관은 평가 결과와 인증등급을 지체없이 해당 의료기관의 장에게 통보
  ④ 인증등급은 인증, 조건부인증 및 불인증으로 구분한다.
  ⑤ 인증의 유효기간 : 4년 (조건부 인증은 1년)
  ⑥ 조건부인증 의료기관의 장은 유효기간 내에 재인증을 받아야 한다.
(4) 의료기관 인증의 신청 (제58조의 4)
  ① 의료기관 인증을 받고자 하는 의료기관의 장은 보건복지부령으로 정하는 바에 따라 보건복지부장관에게 신청할 수 있다.
  ② 제①항에도 불구하고 제3조 제(2)항 제③호에 따른 요양병원(「장애인복지법」 제58조 제(1)항 제②호에 따른 의료재활시설로서 제3조의 2에 따른 요건을 갖춘 의료기관은 제외한다)의 장은 보건복지부령으로 정하는 바에 따라 보건복지부장관에게 인증을 신청하여야 한다. 〈시행일 2013.1. 1〉
  ③ 인증전담기관은 보건복지부장관의 승인을 받아 의료기관 인증을 신청한 의료기관의 장으로부터 인증에 소요되는 비용을 징수할 수 있다.
(5) 이의신청 (제58조의 5)
  ① 의료기관 인증신청기관의 장은 평가 결과, 인증등급에 관한 이의신청을 보건복지부장관에게 할 수 있다.
  ② 이의신청은 평가결과 또는 인증등급을 통보받은 날로부터 30일 이내에 한다. 다만, 책임질 수 없는 사유로 그 기간을 지킬 수 없었던 경우에는 그 사유가 없어진 날부터 기산한다.
  ③ 이의신청의 방법 및 처리결과의 통보 등에 필요한 사항은 보건복지부령으로 정한다.
(6) 인증서와 인증마크 (제58조의 6)
  ① 보건복지부장관은 인증을 받은 의료기관에 인증서를 교부하고 인증마크를 사용하도록 할 수 있다.
  ② 미인증기관이 인증서나 인증마크를 제작·사용·사칭 불가 (1년 이하 징역 또는 500만원 이하 벌금)
(7) 인증의 공표 및 활용 (제58조의 7)
  ① 보건복지부장관은 인증을 받은 의료기관에 관하여 인증기준, 인증유효기간 및 제58조의 3 제②항에 따라 평가한 결과 등 보건복지부령으로 정하는 사항을 인터넷 홈페이지 등에 공표하여야 한다.
  ② 보건복지부장관은 제58조의 3 제③항에 따른 평가결과와 인증등급을 활용하여 의료기관에 대하여 다음 각 호에 해당하는 행정적·재정적 지원 등 필요한 조치를 할 수 있다.
   a. 제3조의 4에 따른 상급종합병원 지정
   b. 제3주의 5에 따른 전문병원 지정
   c. 그 밖에 다른 법률에서 정하거나 보건복지부장관이 필요하다고 인정한 사항
(8) 자료의 제공 요청 (제58조의 8)
  ① 보건복지부장관은 인증과 관련하여 필요한 경우에는 관계 행정기관, 의료기관, 그 밖의 공공단체 등에 대하여 자료의 제공 및 협조를 요청할 수 있다.
  ② 제①항에 따른 자료의 제공과 협조를 요청받은 자는 정당한 사유가 없는 한 요청에 따라야 한다.

(9) 의료기관 인증의 취소 (제58조의 9)
  ① 인증 또는 조건부인증을 취소할 수 있는 경우
    a. 거짓이나 부정한 방법으로 인증 또는 조건부인증을 받은 경우
    b. 의료기관 개설 허가가 취소되거나 폐쇄명령을 받은 경우
    c. 의료기관의 종별 변경 등 인증 또는 조건부인증의 전제나 근거가 되는 중대한 사실이 변경된 경우
  ② 제①항 제a.호에 따라 인증이 취소된 의료기관은 인증 또는 조건부인증이 취소된 날부터 1년 이내에 인증신청을 할 수 없다.

■ 지도와 명령 (제59조)
  (1) 보건복지부장관 또는 시·도지사는 보건의료시책 상 필요하다고 인정될 때 또는 국민보건에 중대한 위해가 발생하거나 발생할 우려가 있다고 인정될 때에는 의료기관 또는 의료인에 대하여 필요한 지도와 명령을 할 수 있다.
  (2) 보건복지부장관, 시·도지사 또는 시장·군수·구청장은 의료인이 정당한 사유없이 진료를 중단하거나 의료기관의 개설자가 집단으로 휴업 또는 폐업하여 환자 진료에 막대한 지장을 초래하거나 초래할 우려가 있다고 인정할만한 상당한 이유가 있으면 그 의료인이나 의료기관 개설자에게 업무개시 명령을 할 수 있다.
  (3) 의료인과 의료기관 개설자는 정당한 사유없이 제(2)항의 명령을 거부할 수 없다.

■ 병상 수급계획의 수립 등 (제60조)
  (1) 보건복지부장관은 병상의 합리적인 공급과 배치에 관한 기본시책을 수립한다.
  (2) 시·도지사는 기본시책에 따라 지역실정을 고려하여 특별시·광역시 또는 도 단위의 병상 수급계획을 수립한 후 보건복지부장관에게 제출한다.
  (3) 보건복지부장관은 제(2)항에 따라 제출된 병상 수급계획이 제(1)항에 따른 기본시책에 맞지 아니하는 등 보건복지부령으로 정하는 사유가 있으면 시·도지사에게 보건복지부령으로 정하는 바에 따라 그 조정을 권고할 수 있다.

■ 보고와 업무 검사 등 (제61조)
  - 보건복지부장관 또는 시장·군수·구청장은 의료기관이나 의료인에게 필요한 사항을 보고하도록 명할 수 있고, 관계 공무원을 시켜 그 업무 상황, 시설 또는 진료기록부·조산기록부·간호기록부 등 관계 서류를 검사하게 하거나 관계인에게서 진술을 들어 사실을 확인받게 할 수 있다. 이 경우 의료인이나 의료기관은 정당한 사유없이 이를 거부하지 못한다. 〈개정 2011.8. 4, 시행일 2012.2.5〉

■ 의료기관 회계기준 (제62조)
  (1) 의료기관 개설자는 의료기관 회계를 투명하게 하도록 노력하여야 한다.
  (2) 종합병원으로서 보건복지부령이 정하는 일정 규모 (100병상) 이상의 종합병원 개설자는 회계의 투명성 확보를 위하여 의료기관 회계기준을 준수하여야 한다.
  (3) 제(2)항에 따른 의료기관 회계기준은 보건복지부령으로 정한다.

## ▣ 시정명령 (제63조)

(1) 시정명령권자 : 보건복지부장관, 시장·군수·구청장
(2) 일정한 기간을 정하여 그 시설·장비 등의 전부 또는 일부의 사용을 제한 또는 금지하거나 위반한 사항을 시정하도록 명할 수 있다 (300만원 이하 벌금).

## ▣ 개설허가 취소 등 (제64조)

(1) 보건복지부장관 또는 시장·군수·구청장은 의료기관이 다음 각 호의 어느 하나에 해당하면 그 의료업을 정지시키거나 개설허가를 취소하거나 의료기관 폐쇄를 명할 수 있다. 다만, 제⑧호에 해당하는 경우에는 의료기관 개설허가를 취소하거나 의료기관 폐쇄를 명하여야 하며, 의료기관 폐쇄는 제33조 제(3)항과 제35조 제(1)항 본문에 따라 신고한 의료기관에만 명할 수 있다. 〈개정 2011.8. 4, 시행일 2012.2.5〉
  ① 개설신고나 개설허가를 한 날부터 3개월 이내에 정당한 사유없이 그 업무를 개시하지 아니한 때
  ② 무자격자로 하여금 의료행위를 하게 하거나, 의료인에게 면허 사항 외의 의료행위를 하게 한 때
  ③ 제61조에 따른 관계 공무원의 직무수행을 기피 또는 방해하거나 제59조 또는 제63조에 따른 명령을 위반한 때
  ④ 제33조 제(2)항 제③호부터 제⑤호까지의 규정에 따른 의료법인·비영리법인, 준정부기관·지방의료원 또는 한국보훈복지의료공단의 설립허가가 취소되거나 해산된 때
  ⑤ 의료기관 이전신고, 허가사항 변경신고, 휴업, 폐업신고, 과대광고 금지사항을 위반한 때
  ⑥ 시정명령 (제27조의 2 제(1)항·제(3)항·제(5)항 위반에 따른 시정명령을 제외한다)을 이행하지 아니한 때
  ⑦ 「약사법」 제24조 제2항을 위반하여 담합 행위를 한 때
  ⑧ 허위로 진료비를 청구하여 금고 이상의 형을 선고받고 그 형이 확정된 때
(2) 제(1)항에 따라 개설허가를 취소당하거나 폐쇄명령을 받은 자는 그 취소된 날이나 폐쇄명령을 받은 날부터 6개월 이내에, 의료업 정지처분을 받은 자는 그 업무 정지기간 중에 각각 의료기관을 개설·운영하지 못한다. 다만, 제(1)항 제⑧호에 따라 의료기관 개설허가를 취소당하거나 폐쇄명령을 받은 자는 취소당한 날이나 폐쇄명령을 받은 날부터 3년 안에는 의료기관을 개설·운영하지 못한다.

## ▣ 면허 취소와 재교부 (제65조)

(1) 면허취소의 요건
  ① 제8조 각 호의 어느 하나에 해당하게 된 경우
  ② 제66조에 따른 자격정지 처분기간 중에 의료행위를 하거나 3회 이상 자격정지 처분을 받은 경우
  ③ 제11조 제(1)항에 따른 면허조건을 이행하지 아니한 경우(제5조에서 제7조까지의 규정에 따른 면허를 내줄 때 3년 이내의 기간을 정하여 특정지역이나 특정업무에 종사할 것)
  ④ 면허증을 빌려준 경우
(2) 면허 재교부
  ① 면허취소의 원인이 된 사유가 없어지거나 개전의 정이 현저하다고 인정되면 면허를 재교부
  ② 다만 다음의 경우에는 면허재교부 금지기간이 있음.
    a. 1년 이내 금지 : 제(1)항 제③호에 따라 면허가 취소된 경우

b. 2년 이내 금지: 제(1)항 제②호 또는 제④호에 따라 면허가 취소된 경우
c. 3년 이내 금지: 제8조 제(4)호에 따른 사유로 금고 이상의 형을 선고받아 면허가 취소된 경우

■ **자격정지 (제66조)** 〈개정 2011.8. 4, 시행일 2012.2.5〉

(1) 보건복지부장관은 의료인이 다음 각 호의 어느 하나에 해당하면 1년의 범위에서 면허자격을 정지시킬 수 있다. 이 경우 의료기술과 관련한 판단이 필요한 사항에 관하여는 관계전문가의 의견을 들어 결정할 수 있다.
   ① 의료인의 품위를 심하게 손상시키는 행위를 한 때
   ② 의료기관 개설자가 될 수 없는 자에게 고용되어 의료행위를 한 때
   ③ 제17조 제(1)항 및 제(2)항에 따른 진단서·검안서 또는 증명서를 거짓으로 작성하여 내주거나 제22조 제(1)항에 따른 진료기록부 등을 거짓으로 작성하거나 고의로 사실과 다르게 추가기재·수정한 때
   ④ 제20조를 위반한 경우
   ⑤ 제27조 제(1)항을 위반하여 의료인이 아닌 자로 하여금 의료행위를 하게 한 때
   ⑥ 의료기사가 아닌 자로 하여금 의료기사의 업무를 하게 하거나 의료기사에게 그 업무의 범위를 벗어나게 한 때
   ⑦ 관련서류를 위조·변조하거나 속임수 등 부정한 방법으로 진료비를 거짓 청구한 때
   ⑧ 삭제〈2011.8.4〉
   ⑨ 제23조의 2를 위반하여 경제적 이익 등을 제공받은 때
   ⑩ 그 밖에 이 법 또는 이 법에 따른 명령을 위반한 때
(2) 의료기관의 개설자가 자격정지 처분을 받은 때에는 그 자격 정지기간 중 의료업을 할 수 없다.
(3) 보건복지부장관은 의료인이 제25조에 따른 신고를 하지 아니한 때에는 신고할 때까지 면허의 효력을 정지할 수 있다. 〈신설 2011.4.28〉
(4) 제(1)항 제②호를 위반한 의료인이 자진하여 그 사실을 신고한 경우에는 제(1)항에도 불구하고 보건복지부령으로 정하는 바에 따라 그 처분을 감경하거나 면제할 수 있다. 〈신설 2012.2.1〉

■ **중앙회의 자격정지 처분 요구 등 (제66조의 2)**

- 각 중앙회의 장은 의료인이 제66조 제(1)항 제①호에 해당하는 경우에는 각 중앙회의 윤리위원회의 심의·의결을 거쳐 보건복지부장관에게 자격정지 처분을 요구할 수 있다. 〈신설 2011.4.28〉

■ **의료인의 품위손상 행위의 범위 (시행령 제32조)**

(1) 학문적으로 인정되지 아니하는 진료행위 (조산업무와 간호업무를 포함)
(2) 비도덕적 진료행위
(3) 거짓 또는 과대의 광고행위
(4) 불필요한 검사·투약·수술 등 과잉 진료행위를 하거나 부당하게 많은 진료비를 요구하는 행위
(5) 전공의의 선발 등 직무와 관련하여 부당하게 금품을 수수하는 행위
(6) 다른 의료기관을 이용하려는 환자를 영리를 목적으로 자신이 종사하거나 개설한 의료기관으로 유인하거나 유인하게 하는 행위

(7) 자신이 처방전을 발급하여 준 환자를 영리를 목적으로 특정 약국에 유치하기 위하여 약국개설자나 약국에 종사하는 자와 담합하는 행위

### ▣ 과징금 처분 (제67조)

(1) 보건복지부장관이나 시장·군수·구청장은 의료기관이 제64조 제(1)항 각 호의 어느 하나에 해당할 때에는 대통령령으로 정하는 바에 따라 의료업 정지처분을 갈음하여 5천 만원 이하의 과징금을 부과할 수 있다. 이 경우 과징금은 3회까지만 부과할 수 있다.
(2) 제(1)항에 따른 과징금을 부과하는 위반행위의 종류와 정도 등에 따른 과징금의 액수와 그 밖에 필요한 사항은 대통령령으로 정한다.
(3) 보건복지부장관이나 시장·군수·구청장은 제(1)항에 따른 과징금을 기한 안에 내지 아니한 때에는 지방세 체납처분의 예에 따라 징수한다.

### ▣ 의료지도원 (제69조)

(1) 관계공무원의 직무를 행하게 하기 위하여 보건복지부, 시·도 및 시·군·구에 의료지도원을 둔다.
(2) 의료지도원은 보건복지부장관, 시·도지사 또는 시장·군수·구청장이 그 소속공무원 중에서 임명하되, 그 자격·임명 등에 관하여 필요한 사항은 보건복지부령으로 정한다.
(3) 의료지도원 및 기타 공무원은 그 직무상 취득한 의료기관, 의료인 또는 환자의 비밀을 누설하지 못한다 (3년 이하 징역 또는 1천 만원 이하 벌금).

### ▣ 의료지도원의 자격 (시행규칙 제65조)

(1) 의료인의 면허를 가진 자
(2) 의료관계 업무에 관한 지식과 경험이 풍부한 자

### ▣ 의료지도원의 담당 구역 (시행규칙 제66조)

(1) 보건복지부소속 의료지도원의 담당 구역은 전국으로 한다.
(2) 특별시·광역시·도 (이하 "시·도"라 한다.) 또는 시·군·구 소속의료지도원의 담당 구역은 해당 행정구역으로 한다.

## 제7장   보칙

### ▣ 전문의 (제77조)

(1) 의사·치과의사 또는 한의사로서 전문의가 되고자 하는 자는 대통령령이 정하는 수련을 거쳐 보건복지부장관의 자격인정을 받아야 한다.
(2) 제(1)항에 따라전문의의 자격인정을 받은 자가 아니면 전문과목을 표시하지 못한다.
  - 다만, 보건복지부장관은 효율적인 의료체계의 운영을 위하여 치과의사·한의사로서 전문의의 자격인정을 받은 자에 대하여는 종합병원·치과병원·한방병원 중 보건복지부령이 정하는 의료기관에 한하여

전문 과목을 표시하도록 할 수 있다.
(3) (2)에 따라 전문과목을 표시한 치과의원은 제15조 제(1)항에도 불구하고 표시한 전문과목에 해당하는 환자만을 진료함. 다만, 응급환자인 경우에는 그러하지 아니하다. 〈신설 2011.4. 28, 시행일 2014.1.1〉
(4) 전문의 자격인정과 전문과목에 관한 사항은 대통령령으로 정한다.

## ▣ 전문간호사 (제78조)

(1) 보건복지부장관은 간호사에 대하여 간호사의 면허 이외에 전문간호사의 자격을 인정할 수 있다.
(2) 제(1)항의 전문간호사의 자격 구분·자격기준, 자격증, 기타 필요한 사항은 보건복지부령으로 정한다.
- 전문간호사의 종류
① 보건전문간호사   ② 마취전문간호사   ③ 가정전문간호사   ④ 감염전문간호사
⑤ 산업전문간호사   ⑥ 응급전문간호사   ⑦ 노인전문간호사   ⑧ 중환자전문간호사
⑨ 종양전문간호사   ⑩ 임상전문간호사   ⑪ 아동전문간호사   ⑫ 호스피스전문간호사
⑬ 정신전문간호사

## ▣ 한지 의료인 (제79조)

(1) 이 법이 시행되기 전의 규정에 따라 면허를 받은 한지 의사, 한지 치과의사 및 한지 한의사는 허가받은 지역에서 의료업무에 종사하는 경우 의료인으로 본다.
(2) 보건복지부장관은 제(1)항에 따른 의료인이 허가받은 지역 밖에서 의료행위를 하는 경우에는 그 면허를 취소할 수 있다.
(3) 의료인의 허가지역의 변경, 기타 필요한 사항은 보건복지부령으로 정한다.
(4) 한지 의사, 한지 치과의사, 한지 한의사로서 그 허가받은 지역 안에서 10년 이상 의료업무에 종사한 경력이 있는 자 또는 이 법 시행 당시 의료업무에 종사하고 있는 자 중 그 경력이 5년 이상인 자에 대하여는 제5조의 규정에 불구하고 보건복지부령이 정하는 바에 따라 의사, 치과의사 또는 한의사의 면허를 줄 수 있다.

## ▣ 간호조무사 (제80조)

(1) **간호조무사** : 시·도지사의 자격인정을 받아야 한다.
(2) 간호조무사는 간호보조업무에 종사할 수 있다. 이 경우에는 이 법의 적용에 있어 간호사에 관한 규정을 준용하며, "면허"는 "자격"으로, "면허증"은 "자격증"으로 한다.
(3) 간호조무사의 자격인정과 그 업무 한계 등에 필요한 사항은 보건복지부령으로 정한다.

## ▣ 의료유사업자 (제81조)

(1) 이 법이 시행되기 전의 규정에 따라 자격을 받은 접골사, 침사, 구사 는 제27조에도 불구하고 각 해당 시술소에서 시술을 업으로 할 수 있다.
(2) 의료유사업자에 대하여는 이 법 중 의료인과 의료기관에 관한 규정을 준용한다. 이 경우 "의료인"은 "의료유사업자"로, "면허"는 "자격"으로, "면허증"은 "자격증"으로, "의료기관"은 "시술소"로 한다.
(3) 의료유사업자의 시술행위, 시술업무의 한계 및 시술소의 기준 등에 관한 사항은 보건복지부령으로 정한다.

## ■ 안마사 (제82조)

(1) 안마사 : 시·도지사의 자격 인정 (시각장애인 중 각 호에 해당하는 자)
　① 특수학교 중 고등학교에 준한 교육을 하는 학교에서 안마사의 업무 한계에 따라 물리적 시술에 관한 교육과정을 마친 자
　② 중학교 과정 이상의 교육을 받고 보건복지부장관이 지정하는 안마수련기관에서 2년 이상의 안마수련 과정을 마친 자
(2) 제(1)항의 안마사는 제27조에도 불구하고 안마업무를 할 수 있다.
(3) 안마사에 대하여는 "의료인"은 "안마사"로, "면허"는 "자격"으로, "면허증"은 "자격증"으로, "의료기관"은 "안마시술소 또는 안마원"으로, "해당 의료관계단체의 장"은 "안마사회장"으로 한다.
(4) 안마사의 업무한계, 안마시술소나 안마원의 시설 기준 등에 관한 사항은 보건복지부령으로 정한다.

## ■ 경비 보조 등 (제83조)

(1) 보건복지부장관 또는 시·도지사는 국민보건 향상에 필요하다고 인정될 때에는 의료인·의료기관·중앙회 또는 의료 관련 단체에 대하여 시설·운영경비 또는 조사·연구 비용의 전부 또는 일부를 보조할 수 있다.
(2) 보건복지부장관은 다음 각 호의 의료기관이 인증을 신청할 때 예산의 범위에서 인증에 소요되는 비용의 전부 또는 일부를 보조할 수 있다.
　① 제58조의 4 제(2)항에 따라 인증을 신청하여야 하는 의료기관 〈시행일 2011.1. 24〉
　② 300병상 미만인 의료기관 (종합병원은 제외한다) 중 보건복지부장관이 정하는 기준에 해당하는 의료기관

## ■ 청문 (제84조)

- 보건복지부장관, 시·도지사 또는 시장·군수·구청장은 다음 각 호의 1에 해당하는 처분을 하고자 하는 경우에는 청문을 실시하여야 한다.
(1) 제51조에 따른 설립 허가의 취소
(2) 제58조의 9에 따른 의료기관인증 또는 조건부인증의 취소
(3) 제63조에 따른 시설·장비 등의 사용금지 명령
(4) 제64조 제(1)항에 따른 개설허가 취소나 의료기관 폐쇄 명령
(5) 제65조 제(1)항에 따른 면허의 취소

## ■ 권한의 위임 및 위탁 (제86조)

(1) 보건복지부장관 또는 시·도지사의 권한은 그 일부를 대통령령이 정하는 바에 의하여 시·도지사, 국립보건원장 또는 시장·군수·구청장이나 보건소장에게 위임할 수 있다.
(2) 보건복지부장관은 이 법에 의한 업무의 일부를 대통령령이 정하는 바에 따라 관계전문기관에 위탁할 수 있다.

■ **업무의 위탁 (시행령 제42조)**

(1) 법 제86조 제(2)항에 따라 보건복지부장관은 다음 각 호의 업무를 「한국보건산업진흥원법」에 따른 한국보건산업진흥원에 위탁한다.
　① 법 제27조의 2 제(1)항 및 제(2)항에 따른 등록업무 (등록요건 검토는 포함하되, 등록여부 결정 및 등록증 발행·재발행은 제외한다)
　② 법 제27조의 2 제(3)항에 따른 사업실적 보고 업무
(2) 제(2)항에 따라 업무를 위탁받은 한국보건산업진흥원은 위탁받은 업무의 처리내용을 보건복지부령으로 정하는 바에 따라 보건복지부장관에게 보고하여야 한다.

## 제8장 벌칙

■ **벌칙 (제87조)**

(1) 다음 각 호에 해당하는 자는 5년 이하의 징역 또는 2천 만원 이하의 벌금에 처한다.
　① 면허증을 대여한 자
　② 의료기관 점거·기물 파손 등 진료방해 및 방조·교사 (제12조 제(2)항 위반)
　③ 전자처방전에 저장된 개인정보 탐지·변조·훼손 등 (제18조 제(3)항 위반)
　④ 전자의무기록에 저장된 개인정보 탐지·누출·변조·훼손 등 (제23조 제(3)항 위반)
　⑤ 무면허 의료행위의 금지 (제27조 제(1)항 위반)
　⑥ 부적격자의 의료기관 개설 (제33조 제(2)항 위반) (제82조 제(3)항에서 준용하는 경우를 포함)
　⑦ 2개 이상의 의료기관을 개설한 자 (제33조 제(8)항 위반) (제82조 제(3)항에서 준용하는 경우를 포함)
(2) 3년 이하의 징역 또는 3천 만원 이하의 벌금 : 품질관리검사에서 부적합 판정을 받은 특수의료장비 사용 (제38조 제(3)항을 위반)한 자
(3) 다음 각 호에 해당하는 자는 3년 이하의 징역 또는 1천 만원 이하의 벌금에 처한다.
　① 비밀누설 금지 (제19조 위반)
　② 환자기록 열람 등의 위반 (제21조 제(1)항 위반)
　③ 본인부담금 면제·할인·금품 제공·교통편의 제공 등 영리를 목적으로 환자를 소개·유인·알선 등의 금지행위 위반 (제22조 제(3)항 위반)
　④ 외국인환자 유치금지업자 (제27조 제(3)항·제(4)항 위반)
　⑤ 외국인환자 유치업자 (제27조의 2 제(1)항·제(2)항 위반)
　⑥ 허가의료기관의 미허가 또는 시설기준 부적합 진료 (제33조 제(4)항 위반)
　⑦ 허가를 요하는 부속의료기관으로서 미허가 진료 (제35조 제(1)항 단서 위반)
　⑧ 지도와 명령 위반 (제59조 제(3)항 위반)
　⑨ 허가취소·폐쇄명령을 받은 자 등 업무정지기관 중 의료기관 개설·운영 금지위반 (제64조 제(2)항 위반) (제82조 제(3)항에서 준용하는 경우를 포함)
　⑩ 의료지도원의 비밀누설 금지위반 (제69조 제(3)항을 위반한 자)

⑪ 제82조 제(1)항에 따른 안마사의 자격인정을 받지 아니하고 영리를 목적으로 안마를 한 자

⑫ 다만, 제19조, 제21조 제(1)항 또는 제69조 제(3)항을 위반한 자에 대한 공소는 고소가 있어야 한다.

(4) 2년 이하의 징역이나 3천 만원 이하의 벌금
- 의약품 제조업자나 의료기기 제조업자 등으로부터 부당한 경제적 이익 취득 (제23조의 2를 위반한 자)

   *이 경우 취득한 경제적 이익 등은 몰수하고, 몰수할 수 없을 때에는 그 가액을 추징한다.

(5) 2년 이하의 징역이나 1천 만원 이하의 벌금
- 제20조를 위반한 자 (태아의 성감별 행위 등의 금지조항 위반)

(6) 다음 각 호에 해당하는 자는 1년 이하의 징역이나 500만원 이하의 벌금에 처한다.

① 정당한 사유없이 진료거부한 자 (제15조 제(1)항 위반)

② 진단서 등의 발급위반 (제17조 제(1)항·제(2)항 위반) (제(1)항 단서 후단과 제(2)항 단서는 제외한다)

③ 의료광고의 금지 등의 위반 (제56조 제(1)항부터 제(4)항까지 위반)

④ 의료광고의 심의위반 (제57조 제(1)항 위반)

⑤ 의료기관인증서나 인증마크의 무단사용 또는 사칭 (제58조의 6 제(2)항을 위반한 자)

(7) 300만원 이하의 벌금

① 세탁물 처리 위반 (제16조 제(1)항·제(2)항)

② 진단서·검안서 등의 증명서와 출생·사망·사산의 증명서 교부의무의 위반 (제17조 제(3)항·제(4)항)

③ 약사의 질문에 대한 처방전 발행자의 응의 의무위반 (제18조 제(4)항)

④ 기록열람 등의 위반 (제21조 제(3)항·제(5)항)

⑤ 진료기록부 등의 기록, 관리위반 (제22조 제(1)항·제(2)항)

⑥ 변사체 신고의 위반 (제26조)

⑦ 의료인이 아닌 자가 의료인 명칭이나 유사명칭 사용 (제27조 제(2)항)

⑧ 의료기관 개설 후 의료기관 내에서의 의료행위와 의료기관 개설의 미신고 및 의료기관 개설장소의 이전 등 허가사항 변경의 미신고
   [제33조 제(1)항·제(3)항 (제83조 제(3)항에서 준용하는 경우를 포함)·제(5)항 (허가의 경우)]

⑨ 의원급 부속의료기관의 개설 시 신고위반 (제35조 제(1)항 본문)

⑩ 당직의료인 위반 (제41조)

⑪ 의료기관 명칭 사용위반 (제42조 제(1)항)

⑫ 의료법인 설립허가 중 재산처분 및 의료법인 유사명칭 사용 (제48조 제(3)항·제(4)항)

⑬ 전문과목 표시위반 (제77조 제(2)항을 위반한 자)

(8) 제63조에 따른 명령을 위반한 자와 의료기관 개설자가 될 수 없는 자에게 고용되어 의료행위를 한 자

■ **양벌규정 (제91조)**

- 법인의 대표자 또는 법인이나 개인의 대리인, 사용인 기타 종업원이 제87조부터 제90조의 위반행위를 하면 그 행위자를 벌하는 외에 그 법인 또는 개인에게도 해당 조문의 벌금형을 과(科)한다. 다만, 법인 또는 개인이 그 위반행위를 방지하기 위하여 해당 업무에 관하여 상당한 주의와 감독을 게을리하지 아니한 경우에는 그러하지 아니하다.

■ 과태료 (제92조)
  (1) 다음 각 호의 어느 하나에 해당하는 자에게는 300만원 이하의 과태료를 부과
    ① 제37조 제(1)항에 따른 신고를 하지 아니하고 진단용 방사선 발생장치를 설치·운영한 자
    ② 제37조 제(2)항에 따른 안전관리책임자를 선임하지 아니하거나 정기검사와 측정 또는 방사선 관계 종사자에 대한 피폭관리를 실시하지 아니한 자
    ③ 제46조 제(3)항을 위반하여 선택진료에 관한 정보를 제공하지 아니한 자
    ④ 제49조 제(3)항을 위반하여 신고하지 아니한 자
  (2) 제61조 제(1)항에 따른 보고를 하지 아니하거나 검사를 거부·방해 또는 기피한 자에게는 200만원 이하의 과태료를 부과한다.
  (3) 다음 각 호의 어느 하나에 해당하는 자에게는 100만원 이하의 과태료를 부과한다.
    ① 제33조 제(5)항 (제82조 제(3)항에서 준용하는 경우를 포함한다)에 따른 변경신고를 하지 아니한 자
    ② 제40조 제(1)항 (제82조 제(3)항에서 준용하는 경우를 포함한다)에 따른 휴업 또는 폐업신고를 하지 아니하거나 제40조 제(2)항을 위반하여 진료기록부 등을 이관(移管)하지 아니한 자
    ③ 제42조 제(3)항을 위반하여 의료기관의 명칭 또는 이와 비슷한 명칭을 사용한 자
    ④ 제43조 제(5)항에 따른 진료과목 표시를 위반한 자
    ⑤ 제4조 제(3)항에 따라 환자의 권리 등을 게시하지 아니한 자
  (4) 제(1)항부터 제(3)항까지의 과태료는 대통령령으로 정하는 바에 따라 보건복지부장관 또는 시장·군수·구청장이 부과·징수한다.

## ▣ [별표 1] 환자의 권리와 의무 (제1조의 2 제1항 관련) 〈신설 2012. 8. 2〉

### 1. 환자의 권리

**가. 진료받을 권리**

환자는 자신의 건강보호와 증진을 위하여 적절한 보건의료서비스를 받을 권리를 갖고, 성별·나이·종교·신분 및 경제적 사정 등을 이유로 건강에 관한 권리를 침해받지 아니하며, 의료인은 정당한 사유없이 진료를 거부하지 못한다.

**나. 알권리 및 자기결정권**

환자는 담당 의사·간호사 등으로부터 질병 상태, 치료 방법, 의학적 연구대상 여부, 장기이식 여부, 부작용 등 예상결과 및 진료 비용에 관하여 충분한 설명을 듣고 자세히 물어볼 수 있으며, 이에 관한 동의 여부를 결정할 권리를 가진다.

**다. 비밀을 보호받을 권리**

환자는 진료와 관련된 신체상·건강상의 비밀과 사생활의 비밀을 침해받지 아니하며, 의료인과 의료기관은 환자의 동의를 받거나 범죄 수사 등 법률에서 정한 경우 외에는 비밀을 누설·발표하지 못한다.

**라. 상담·조정을 신청할 권리**

환자는 의료서비스 관련 분쟁이 발생한 경우, 한국의료분쟁조정중재원 등에 상담 및 조정 신청을 할 수 있다.

### 2. 환자의 의무

**가. 의료인에 대한 신뢰·존중 의무**

환자는 자신의 건강 관련 정보를 의료인에게 정확히 알리고, 의료인의 치료 계획을 신뢰하고 존중하여야 한다.

**나. 부정한 방법으로 진료를 받지 않을 의무**

환자는 진료 전에 본인의 신분을 밝혀야 하고, 다른 사람의 명의로 진료를 받는 등 거짓이나 부정한 방법으로 진료를 받지 아니한다.

## ▣ [별표 1의 2] 국가시험의 시험과목, 시험방법 및 합격자 결정방법 (제2조 관련)

### 1. 시험과목

| 구분 | 시험과목 |
|---|---|
| 의사국가시험 | A. 필기시험<br>(1) 의학총론<br>　- 몸의 정상구조와 기능, 정상발생·성장 및 노화, 질병의 발생과 죽음, 주요 증상과 병태생리, 진찰 및 진단, 검사, 치료와 합병증, 건강증진·질병예방 및 보건 의료 관리<br>(2) 의학각론<br>　- 영양, 소화기 질환, 손상·중독, 신생물, 혈액·조혈기관 질환, 심혈관 질환, 근골격계·결합조직 질환, 신경계 질환, 알레르기 및 면역질환, 호흡기 질환, 감염 및 기생충 질환, 내분비·대사성 질환, 신장·요로 및 남성생식기 질환, 유전 질환과 선천성 기형, 주산기 및 신생아 질환, 눈 및 눈 부속기 질환, 귀 및 유양돌기 질환, 피부 질환, 여성생식기 질환, 임신·출산 및 산욕기 질환, 정신 질환<br>(3) 보건의약 관계법규<br>　- 「보건의료기본법」·「지역보건법」·「국민건강증진법」·「감염병예방법」·「후천성면역결핍증예방법」·「검역법」·「의료법」·「응급의료에 관한 법률」·「혈액관리법」·「마약류관리에 관한 법률」·「국민건강보험법」과 그 시행령 및 시행규칙을 말한다. |

| 구분 | 시험과목 |
|---|---|
| 의사국가시험 | B. 실기시험<br>- 병력청취, 신체진찰, 환자와의 의사소통, 진료태도, 기본 기술적 수기 |
| 치과의사국가시험 | 구강악안면외과학·치과보전학·치과보철학·소아치과학·구강악안면방사선학·치주과학·구강내과학·치과재료학·치과교정학·구강병리학·구강보건학·구강생물학(구강해부학·구강생리학·구강생화학·치과약리학·구강미생물학·구강조직학을 포함한다) 및 보건의약 관계법규 |
| 한의사국가시험 | 내과학·침구학·부인과학·소아과학·외과학·신경정신과학·안이비인후과학·본초학·한방생리학·예방의학 및 보건의약 관계법규 |
| 조산사국가시험 | 조산학(마취학 포함)·신생아간호학·모자보건학(가족계획을 포함한다) 및 모자보건법 |
| 간호사국가시험 | 기본간호학, 성인간호학, 모성간호학, 아동간호학, 지역사회간호학, 정신간호학, 간호관리학 및 보건의약 관계법규 |

2. 시험방법

  가. 의사국가시험의 시험방법은 필기시험과 실기시험으로 구분하여 실시하고, 필기시험 또는 실기시험 중 어느 한 시험에 합격한 자에 대하여는 다음 회의 시험에 한하여 그 시험을 면제한다.

  나. 치과의사·한의사·조산사·간호사 국가시험의 시험방법은 필기시험으로 한다.

3. 합격자 결정방법

  가. 의사국가시험의 필기시험 합격자 결정은 전과목 총점의 60퍼센트 이상, 매 과목 40퍼센트 이상을 득점한 자로 하고, 실기시험의 합격자 결정은 의과대학 교수로 구성된 합격선 심의위원회에서 결정된 합격점수 이상을 득점한 자로 하되, 합격점수의 산출 방법에 관한 세부 사항은 보건복지부장관이 정하여 고시하며, 필기시험과 실기시험에 모두 합격한 자를 최종 합격자로 한다.

  나. 치과의사·한의사·조산사·간호사 국가시험의 합격자 결정은 전과목 총점의 60퍼센트 이상, 매 과목 40퍼센트 이상을 득점한 자를 합격자로 한다. 이 경우 치과의사국가시험에서 매 과목 40퍼센트 이상 득점여부는 소아치과학 및 치과교정학을 1개 과목으로, 구강악안면방사선학·구강내과학 및 구강병리학을 1개 과목으로, 치주과학 및 구강보건학을 1개 과목으로, 치과재료학 및 구강생물학을 1개 과목으로 하여 결정하고, 한의사국가시험에서 매 과목 40퍼센트 이상 득점여부는 부인과학 및 소아과학을 1개 과목으로, 외과학·안이비인후과학 및 신경정신과학을 1개 과목으로, 본초학·한방생리학 및 예방의학을 1개 과목으로 하여 결정한다.

## ■ [별표 2] 예비시험의 시험과목, 시험방법 및 합격자 결정방법 (제2조 관련)

### 1. 시험과목

| 시험 절차 및 형태<br>직종 / 내용 | 1차 시험(필기시험)<br>시험과목 | 2차 시험(실기시험)<br>평가내용 |
|---|---|---|
| 의사 | 가. 의학의 기초 (몸의 정상구조와 기능, 정상발생·성장 및 노화, 병리, 주요 증상 및 소견, 진찰과 검사, 건강증진·질병예방, 보건의료관리<br>나. 한국어 | 병력청취, 신체질환, 환자와의 의사소통, 진료태도, 기본 기술적 수기 (basic technical skill) |
| 치과의사 | 가. 치의학의 기초 (구강악안면의 구조와 발생, 성장, 기능 및 대사, 병력청취 및 진찰, 구강악안면 부위의 영상, 기능, 병리검사, 구강악안면질환, 형태이상의 진단과 치료, 치과 생체재료의 이해, 공중구강보건과 구강질환의 예방과 교육, 한국치과의료의 이해)<br>나. 한국어 | 병력청취, 신체질환, 환자와의 의사 소통, 진료태도, 기본 기술적 수기 (basic technical skill) |
| 한의사 | 가. 한의학의 기초 (인체의 구조, 기능 및 대사, 질병의 발생과 변화, 진찰, 검사 및 변증, 치료기법 및 재료, 한국한의학의 이해)<br>나. 한국어 | 병력청취, 신체질환, 환자와의 의사소통, 진료태도, 학약재관리, 기본 기술적 수기 (basic technical skill) |

### 2. 시험방법

가. 예비시험의 시험방법은 1차 시험은 필기시험, 2차 시험은 실기시험으로 하되, 2차 시험은 1차 시험 합격자에 대하여만 실시한다. 이 경우 1차 시험에 합격한 자에 대하여는 다음 회의 시험에서만 1차 시험을 면제한다.

나. 1차 시험 중 한국어 과목의 시험은 국가시험 등 관리기관의 장이 지정하는 한국어능력평가 전문기관 (이하 "한국어시험기관"이라 한다)이 시행한다. 다만, 국내에서 한국어로 수업하는 「초·중등교육법」에 따른 중학교와 고등학교 과정을 모두 마친 자는 한국어 과목의 시험을 면제한다.

다. 예비시험에 응시하는 자는 한국어시험기관이 발행한 한국어 과목 인증서를 제출하여야 하고, 한국어 과목의 면제 대상이 되는 자는 출신 학교의 장이 발행한 졸업증명서를 제출하여야 한다.

### 3. 합격자 결정방법

가. 예비시험의 1차 시험 합격자는 한국어 과목에서 국가시험등관리기관의 장이 정하는 기준 이상의 성적을 취득하거나 한국어 과목 시험을 면제받은 자로서 한국어 과목을 제외한 과목 총점의 60퍼센트 이상을 득점한 자로 한다.

나. 예비시험의 2차 시험 합격자는 국가시험등관리기관의 장이 정하는 실기시험 합격기준에 따라 적격 판정을 받은 자로 한다.

■ [별표 3] 의료기관의 종류별 시설기준 (제34조 관련)

| 시설 | 종합병원 병원 요양병원 | 치과병원 | 한방병원 | 의원 | 치과의원 | 한의원 | 조산원 |
|---|---|---|---|---|---|---|---|
| 1. 입원실 | 입원환자 100명 이상 (병원·요양병원의 경우는 30명 이상) 수용 가능한 입원실 | | 입원환자 30명 이상 수용 가능한 입원실 | 입원실을 두는 경우 입원환자 29명 이하 수용 가능한 입원실 | 의원과 같음 | 의원과 같음 | 1 (분만실 겸용) |
| 2. 중환자실 | 1 (병상이 300개 이상인 종합병원만 해당) | | | | | | |
| 3. 수술실 | 1 (외과계 진료과목이 있는 종합병원이나 병원인 경우에만 갖춘다) | 1 (외과계 진료과목이 있는 경우에만 갖춘다) | 1 (외과계 진료과목이 있는 경우에만 갖춘다) | | | | |
| 4. 응급실 | 1 (병원·요양병원의 경우는 응급 의료에 관한 법률에 따라 지정받은 경우에만 갖춘다) | | | | | | |
| 5. 임상검사실 | 1 (요양병원의 경우 관련 치과 진료과목이 있는 경우에만 갖춘다) | 1 | 1 (관련 의과 또는 치과 진료과목이 있는 경우에만 갖춘다) | | | | |
| 6. 방사선 장치 | 1 (요양병원의 경우 관련 치과 진료과목이 있는 경우에만 갖춘다) | 1 | 1 (관련 의과 또는 치과 진료과목이 있는 경우에만 갖춘다) | | | | |
| 7. 회복실 | 1 (수술실이 설치되어 있는 경우 갖춘다) | 1 (수술실이 설치되어 있는 경우 갖춘다) | 1 (수술실이 설치되어 있는 경우 갖춘다) | | | | |
| 8. 물리치료실 | 1 (종합병원에만 갖춘다) | | | | | | |
| 9. 한방요법실 | 1 (관련 한의과 진료과목이 있는 경우에만 갖춘다) | 1 (관련 한의과 진료과목이 있는 경우에만 갖춘다) | 1 | | | | |
| 10. 병리해부실 | 1 (종합병원에 만 갖춘다) | | | | | | |
| 11. 조제실 | 1 (조제실을 두는 경우에만 갖춘다) | 1 (조제실을 두는 경우에만 갖춘다) | 1 (조제실을 두는 경우에만 갖춘다) | 1 (조제실을 두는 경우에만 갖춘다) | 1 (조제실을 두는 경우에만 갖춘다) | 1 (조제실을 두는 경우에만 갖춘다) | 1 (조제실을 두는 경우에만 갖춘다) |
| 11의 2. 탕전실 | 1 (관련 한의과 진료과목을 두고 탕전을 하는 경우에만 갖춘다) | 1 (관련 한의과 진료과목을 두고 탕전을 하는 경우에만 갖춘다) | 1 (탕전을 하는 경우에만 갖춘다) | | | 1 (탕전을 하는 경우에만 갖춘다) | |
| 12. 의무기록실 | 1 | 1 | 1 | | | | |
| 13. 소독 시설 | 1 | 1 | 1 | 1 (외래환자를 진료하지 않은 의원은 제외한다) | 1 | 1 | 1 |

| 시설 | 종합병원<br>병원<br>요양병원 | 치과병원 | 한방병원 | 의원 | 치과의원 | 한의원 | 조산원 |
|---|---|---|---|---|---|---|---|
| 14. 급식 시설 | 1<br>(외부 용역업체에 급식을 맡기는 경우에는 적용되지 않는다) | 1<br>(외부 용역업체에 급식을 맡기는 경우에는 적용되지 않는다) | 1<br>(외부 용역업체에 급식을 맡기는 경우에는 적용되지 않는다) | | | | |
| 15. 세탁물<br>처리 시설 | 1<br>(세탁물 전량을 위탁처리하는 경우에는 갖추지 않아도 된다) | 1<br>(세탁물 전량을 위탁처리하는 경우에는 갖추지 않아도 된다) | 1<br>(세탁물 전량을 위탁처리하는 경우에는 갖추지 않아도 된다) | | | | |
| 16. 시체실 | 1<br>(종합병원만 갖춘다) | | | | | | |
| 17. 적출물<br>처리 시설 | 1<br>(적출물 전량을 위탁처리하는 경우에는 해당하지 아니 하다) | 1<br>(적출물 전량을 위탁처리하는 경우에는 해당하지 아니 하다) | 1<br>(적출물 전량을 위탁처리하는 경우에는 해당하지 아니 하다) | | | | |
| 18. 자가 발전 시설 | 1 | 1 | 1 | | | | |
| 19. 구급자동차 | 1<br>(요양병원 제외) | | | | | | |
| 20. 그 밖의 시설 | 가. 탕전실, 의무기록실, 급식시설, 세탁처리 시설 및 적출물 소각시설은 의료기관이 공동으로 사용할 수 있다.<br>나. 요양병원은 거동이 불편한 환자가 장기간 입원에 불편함이 없도록 식당, 휴게실, 욕실 및 화장실 등 편의시설을 갖추어야 한다.<br>다. 탕전실은 의료기관에서 분리하여 따로 설치할 수 있다.<br>라. 종합병원, 병원, 한방병원, 요양병원은 해당 병원에서 사망하는 사람 등의 장사 관련 편의를 위하여 「장사 등에 관한 법률」 제29조에 따른 장례식장을 설치할 수 있다. | | | | | | |

■ **[별표 4] 의료기관의 시설 규격 (제34조 관련)**

1. 입원실

    가. 입원실은 3층 이상 또는 「건축법」 제2조 제1항 제5호에 따른 지하층에는 설치할 수 없다. 다만, 「건축법 시행령」 제56조에 따른 내화 구조인 경우에는 3층 이상에 설치할 수 있다.

    나. 입원실의 면적은 환자 1명을 수용하는 곳인 경우에는 6.3제곱미터 이상이어야 하고(면적의 측정 방법은 「건축법 시행령」 제119조의 산정 방법에 따른다. 이하 같다) 환자 2명 이상을 수용하는 곳인 경우에는 환자 1명에 대하여 4.3제곱미터 이상으로 하여야 한다. .

    다. 소아만을 수용하는 입원실의 면적은 위 "나"의 입원실의 면적의 3분의 2 이상으로 할 수 있다. 다만, 입원실 한 개의 면적은 6.3제곱미터 이상이어야 한다.

    라. 산모가 있는 입원실에는 입원 중인 산모가 신생아에게 모유를 먹일 수 있도록 산모와 신생아가 함께 있을 수 있는 시설을 설치하도록 노력하여야 한다.

    마. 감염성 질환자의 입원실은 다른 사람이나 외부에 대하여 감염 예방을 위한 차단 등 필요한 조치를 하여야 한다.

2. 중환자실

    가. 병상이 300개 이상인 종합병원은 입원실 병상 수의 100분의 5 이상을 중환자실 병상으로 만들어야 한다.

    나. 중환자실은 출입을 통제할 수 있는 별도의 단위로 독립되어야 하며, 무정전 시스템을 갖추어야 한다.

    다. 중환자실의 의사당직실은 중환자실 내 또는 중환자실과 가까운 곳에 있어야 한다.

    라. 병상 1개당 면적은 10제곱미터 이상으로 하되, 신생아만을 전담하는 중 환자실 (이하 "신생아중환자실"이라 한다)의 병상 1개당 면적은 5제곱미터 이상으로 한다. 이 경우 "병상 1개당 면적"은 중환자실 내 간호사실, 당직실, 청소실, 기기창고, 청결실, 오물실, 린넨보관실을 제외한 환자 점유 공간 [중환자실 내에 있는 간호사 스테이션과 복도는 병상 면적에 포함한다]을 병상 수로 나눈 면적을 말한다.

    마. 병상마다 중앙공급식 의료가스시설, 심전도모니터, 맥박산소계측기, 지속적수액주입기를 갖추고, 병상 수의 10퍼센트 이상 개수의 침습적 동맥혈압 모니터, 병상 수의 30퍼센트 이상 개수의 인공호흡기, 병상 수의 70퍼센트 이상 개수의 보육기 (신생아중환자실에만 해당한다)를 갖추어야 한다.

    바. 중환자실 1개 단위 당 후두경, 앰부백 (마스크 포함), 심전도기록기, 제세동기를 갖추어야 한다. 다만, 신생아중환자실의 경우에는 제세동기 대신 광선기와 집중치료기를 갖추어야 한다.

    사. 중환자실에는 전담의사를 둘 수 있다. 다만, 신생아중환자실에는 전담 전문의를 두어야 한다.

    아. 전담간호사를 두되, 간호사 1명당 연평균 1일 입원 환자수는 1.2명 (신생아 중환자실의 경우에는 1.5명)을 초과하여서는 아니 된다.

3. 수술실

    - 수술실은 환자의 감염을 방지하기 위해 먼지 및 세균 등이 제거된 청정한 공기를 공급할 수 있는 공기정화설비를 갖추고, 내부 벽면은 불침투질로 하여야 하며, 적당한 난방, 조명, 멸균 수세, 수술용 피복, 붕대재료, 기계 기구, 의료 가스, 소독 및 배수 등 필요한 시설을 갖추어야 하고, 바닥은 접지가 되도록 하여야 하며, 콘센트의 높이는 1미터 이상을 유지하게 하고, 호흡 장치의 안전 관리 시설을 갖추어야 한다.

4. 응급실
   - 외부로부터 교통이 편리한 곳에 위치하고, 산실 또는 수술실로부터 격리되어야 하며, 구급용 시설을 갖추어야 한다.
5. 임상검사실
   - 임상검사실은 자체적으로 검사에 필요한 시설·장비를 갖추어야 한다.
6. 방사선 장치
   가. 방사선 촬영 투시 및 치료를 하는데 지장이 없는 면적이어야 하며, 방사선 위해 방호시설을 갖추어야 한다.
   나. 방사선 사진 필름을 현상·건조하는데 지장이 없는 면적과 이에 필요한 시설을 갖춘 건조실을 갖추어야 한다.
   다. 방사선 사진 필름을 판독하는데 지장이 없는 면적과 이에 필요한 설비가 있는 판독실을 갖추어야 한다.
7. 회복실
   - 수술 후 환자의 회복과 사후 처리를 하는데 지장이 없는 면적이어야 하며, 이에 필요한 시설을 갖추어야 한다.
8. 물리치료실
   - 물리요법 시술에 지장이 없는 면적과 기능 회복·재활훈련·환자의 안전 관리 등에 필요한 시설을 갖추어야 한다.
9. 한방요법실
   - 경락자극요법 시설 등 한방요법 시설과 특수 생약을 증기, 탕요법에 의하여 치료하는 시설을 갖추어야 한다.
10. 병리해부실
    - 병리·병원에 관한 세포학 검사·생검 및 해부를 할 수 있는 시설과 기구를 비치하여야 한다.
11. 조제실
    - 약품의 소분·혼합 조제 및 생약의 보관, 혼합 약제에 필요한 조제대 등 필요한 시설을 갖추어야 한다.
11의 2. 탕전실
    가. 탕전실에는 조제실, 한약재 보관시설, 작업실, 그 밖에 탕전에 필요한 시설을 갖추어야 한다. 다만, 의료기관 내에 조제실 및 한약재 보관시설을 구비하고 있는 경우에는 이를 충족한 것으로 본다.
    나. 조제실에는 개봉된 한약재를 보관할 수 있는 한약장 또는 기계·장치와 한약을 조제할 수 있는 시설을 두어야 한다.
    다. 한약재 보관시설에는 쥐·해충·먼지 등을 막을 수 있는 시설과 한약재의 변질을 예방할 수 있는 시설을 갖추어야 한다.
    라. 작업실에는 수돗물이나 「먹는물관리법」 제5조에 따른 먹는 물의 수질기준에 적합한 지하수 등을 공급할 수 있는 시설, 한약의 탕전 등에 필요한 안전하고 위생적인 장비 및 기구, 환기 및 배수에 필요한 시설, 탈의실 및 세척시설 등을 갖추어야 한다.
    마. 작업실의 시설 및 기구는 항상 청결을 유지하여야 하며 종사자는 위생복을 착용하여야 한다.
    바. 의료기관에서 분리하여 따로 설치한 탕전실에는 한의사 또는 한약사를 배치하여야 한다.

사. 의료기관에서 분리하여 따로 설치한 탕전실에서 한약을 조제하는 경우 조제를 의뢰한 한의사의 처방전, 조제 작업일지, 한약재의 입출고 내역, 조제한 한약의 배송일지 등 관련서류를 작성·보관하여야 한다.

12. 의무기록실
    - 의무기록 (외래, 입원, 응급환자 등의 기록)을 보존기간대로 비치하여 기록·관리 및 보관을 할 수 있는 서가 등 필요한 시설을 갖추어야 한다.

13. 소독 시설
    - 증기·가스 장치 및 소독 약품 등이 자재와 소독용 기계 기구를 갖추어 두고, 위생 재료·붕대 등을 집중 공급하는 데에 적합한 시설을 갖추어야 한다.

14. 급식 시설
    가. 조리실은 식품의 운반과 배식이 편리한 곳에 위치하고, 조리·보관·식기 세정·소독 등 식품을 위생적으로 처리할 수 있는 설비 및 공간을 갖추어야 한다.
    나. 식품저장실은 환기와 통풍이 잘 되는 곳에 두되, 식품과 식품 재료를 위생적으로 보관할 수 있는 시설을 갖추어야 한다.
    다. 급식 관련 종사자가 이용하기 편리한 준비실·탈의실 및 옷장을 갖추어야 한다.

15. 세탁물 처리 시설
    - 「의료기관 세탁물 관리 규칙」에서 정하는 적합한 시설과 규모를 갖추어야 한다.

16. 시체실
    - 시체의 부패 방지를 위한 냉장 시설과 소독 시설을 갖추어야 한다.

17. 적출물 처리 시설
    - 「폐기물 관리법 시행규칙」 제14조에 따른 시설과 규모를 갖추어야 한다.

18. 자가발전 시설
    - 공공 전기 시설을 사용하지 아니하더라도 당해 의료기관의 필요한 곳에 전기를 공급할 수 있는 자가 발전시설을 갖추어야 한다.

19. 구급자동차
    - 보건복지부장관이 정하는 산소통·산소호흡기 기타 필요한 장비를 갖추고 환자를 운반할 수 있어야 한다.

20. 장례식장
    - 종합병원·병원·요양병원 및 한방병원의 장례식장 바닥면적은 해당 의료기관 연면적의 5분의 1을 초과하지 못한다.

## ■ [별표 5] 의료기관에 두는 의료인의 정원 (제 38조 관련)

| 구분 | 종합병원 | 병원 | 치과병원 | 한방병원 | 요양병원 | 의원 | 치과의원 | 한의원 |
|---|---|---|---|---|---|---|---|---|
| 의사 | 연평균 1일 입원환자를 20명으로 나눈 수(이 경우 소수점은 올림) 외래환자 3명은 입원 환자 1명으로 환산함 | 종합병원과 같음 | 추가하는 진료과목당 1명 (법 제43조 제(2)항에 따라 의과 진료과목을 설치하는 경우) | 추가하는 진료과목당 1명 (법 제43조 제(2)항에 따라 의과 진료과목을 설치하는 경우) | 연평균 1일 입원환자 40명마다 1명을 기준으로 함(한의사를 포함하여 환산함) 외래환자 3명은 입원환자 1명으로 환산함 | 종합병원과 같음 | | |
| 치과의사 | 의사와 같음 | 추가하는 진료과목당 1명 (법 제43조 제(3)항에 따라 치과 진료과목을 설치하는 경우) | 종합병원과 같음 | 추가하는 진료과목당 1명 (법 제43조 제(3)항에 따라 치과 진료과목을 설치하는 경우) | 추가하는 진료과목당 1명 (법 제43조 제(3)항에 따라 치과 진료과목을 설치하는 경우) | | 종합병원과 같음 | |
| 한의사 | 추가하는 진료과목당 1명 (한의과 진료과목을 설치하는 경우) | 추가하는 진료과목당 1명 (법 제43조 제(1)항에 따라 한의과 진료과목을 설치하는 경우) | 추가하는 진료과목당 1명 (법 제43조 제(3)항에 따라 한의과 진료과목을 설치하는 경우) | 연평균 1일 입원환자를 20명으로 나눈 수 (이 경우 소수점은 올림) 외래환자 3명은 입원환자 1명으로 환산함 | 연평균 1일 입원환자 40명마다 1명을 기준으로 함(의사를 포함하여 환산함). 외래환자 3명은 입원환자 1명으로 환산함 | | | 한방병원과 같음 |
| 조산사 | 산부인과에 배정된 간호사 정원의 3분의 1 이상 | 종합병원과 같음 (산부인과를 두는 경우에 한함) | | 종합병원과 같음 (법 제43조 제(2)항에 따라 산부인과를 두는 경우에 한함) | | 병원과 같음 | | |
| 간호사 (치과 의료 기관에 있어서 치과위생사 또는 간호사) | 연평균 1일 입원환자를 2.5명으로 나눈 수(이 경우 소수점은 올림). 외래환자 12명은 입원환자 1명으로 환산함 | 종합병원과 같음 | 종합병원과 같음 | 연평균 1일 입원환자를 5명으로 나눈 수(이 경우 소수점은 올림). 외래환자 12명은 입원환자 1명으로 환산함 | 연평균 1일 입원환자 6명마다 1명을 기준으로 함(단, 간호조무사는 간호사 정원의 3분의 2 범위내에서 둘 수 있음). 외래환자 12명은 입원환자 1명으로 환산함 | 종합병원과 같음 | 종합병원과 같음 | 한방병원과 같음 |

■ [별표 5의 2] 의료기관에 두는 약사 및 한약사의 정원(제 38조 관련)

| 의료기관 종류 | | 약사 정원 |
|---|---|---|
| 상급종합병원 | | 연평균 1일 입원환자를 30명으로 나눈 수와 외래환자 원내조제 처방전을 75매로 나눈 수를 합한 수 이상의 약사 |
| 종합병원 | 500병상 이상 | 연평균 1일 입원환자를 50명으로 나눈 수와 외래환자 원내조제 처방전을 75매로 나눈 수를 합한 수 이상의 약사 |
| | 300병상 이상 500병상 미만 | 연평균 1일 입원환자를 80명으로 나눈 수와 외래환자 원내조제 처방전을 75매로 나눈 수를 합한 수 이상의 약사 |
| | 300병상 미만 | 1인 이상의 약사 |
| 병원 | | 1인 이상의 약사, 다만, 100병상 이하의 경우에는 주당 16시간 이상의 시간제 근무 약사를 둘 수 있다. |
| 치과병원 (30병상 이상에 한정) | | 1인 이상의 약사, 다만, 100병상 이하의 경우에는 주당 16시간 이상의 시간제 근무 약사를 둘 수 있다. |
| 한방병원 | | 1인 이상의 한약사, 다만, 100병상 이하의 경우에는 주당 16시간 이상의 시간제 근무 한약사를 둘 수 있다. |
| 요양병원 | | 1인 이상의 약사 또는 한약사. 다만, 200병상 이하의 경우에는 주당 16시간 이상의 시간제 근무 약사 또는 한약사를 둘 수 있다. |

비고 : 약사 수의 산정 시 그 수가 1 미만인 경우에는 1로 하고, 1 이상인 경우 소수점은 반올림한다.

■ [별표 6] 의료기관의 급식 관리 기준(제 39조 관련)

1. 환자의 영양관리에 관한 사항을 심의하기 위하여 병원장 또는 부원장을 위원장으로 하는 영양관리위원회를 둔다.
2. 환자의 식사는 일반식과 치료식으로 구분하여 제공한다.
3. 환자급식을 위한 식단은 영양사가 이를 작성하고 환자의 필요 영양량을 충족시킬 수 있어야 한다.
4. 환자음식은 뚜껑이 있는 식기나 밀폐된 배식차에 넣어 적당한 온도를 유지한 상태에서 공급하여야 한다.
5. 영양사는 완성된 식사를 평가하기 위하여 매끼 검식을 실시하며, 이에 대한 평가 결과를 검식부에 기록하여야 한다.
6. 영양사는 의사가 영양지도를 의뢰한 환자에 대하여 영양 상태를 평가하고, 영양상담 및 지도를 실시하며, 그 내용을 기록하여야 한다.
7. 식기 및 급식용구는 매 식사 후 깨끗이 세척·소독하여야 하며, 감염성 환자의 식기는 일반환자 식기와 구분하여 취급하고, 매 식사 후 완전 멸균소독하여야 한다.
8. 수인성 감염병 환자의 잔식은 소독 후 폐기하여야 한다.
9. 병원장은 급식 관련 종사자에 대하여 연 2회 이상 정기건강진단을 실시하여야 하며, 종사자가 감염성 질병에 감염되었을 경우에는 필요한 조치를 취하여야 한다.
10. 병원장은 급식 관련 종사자에게 위생 교육을 실시하여야 한다.

## ■ [시행령 별표 1] 과징금 산정 기준(제43조 관련)

1. 일반기준
    가. 의료업 정지 1개월은 30일을 기준으로 한다.
    나. 위반행위 종별에 따른 과징금의 금액은 의료업 정지기간에 라목에 따라 산정한 1일당 과징금 금액을 곱한 금액으로 한다.
    다. 나목의 의료업 정지기간은 법 제68조에 따라 산정된 기간 (가중 또는 감경을 한 경우에는 그에 따라 가중 또는 감경된 기간을 말한다)을 말한다.
    라. 1일당 과징금의 금액은 위반행위를 한 의료기관의 연간 총수입액을 기준으로 제2호의 표에 따라 산정한다.
    마. 과징금 부과의 기준이 되는 총수입액은 의료기관 개설자에 따라 다음과 같이 구분하여 산정한 금액을 기준으로 한다. 다만, 신규 개설, 휴업 또는 재개업 등으로 1년간의 총수입액을 산출할 수 없거나 1년간의 총수입액을 기준으로 하는 것이 불합리하다고 인정되는 경우에는 분기별, 월별 또는 일별 수입금액을 기준으로 산출 또는 조정한다.
        1) 의료인인 경우에는 「소득세법」 제24조에 따른 처분일이 속하는 연도의 전년도의 의료업에서 생기는 총수입금액
        2) 의료법인, 「민법」이나 다른 법률에 따라 설립된 비영리법인인 경우에는 「법인세법 시행령」 제11조 제1호에 따른 처분일이 속하는 연도의 전년도의 의료업에서 생기는 총수입금액
        3) 법 제35조에 따른 부속의료기관인 경우에는 처분일이 속하는 연도의 전년도의 의료기관 개설자의 의료업에서 생기는 총수입금액
    바. 나목에도 불구하고 과징금 산정금액이 5천 만원을 넘는 경우에는 5천 만원으로 한다.

2. 과징금 부과기준

| 등급 | 연간 총수입액<br>(단위 : 100만원) | 1일당 과징금 금액<br>(단위 : 원) |
|---|---|---|
| 1 | 50 이하 | 75,000 |
| 2 | 50 초과 100 이하 | 112,500 |
| 3 | 100 초과 200 이하 | 150,000 |
| 4 | 200 초과 300 이하 | 187,500 |
| 5 | 300 초과 400 이하 | 225,000 |
| 6 | 400 초과 500 이하 | 287,500 |
| 7 | 500 초과 600 이하 | 325,000 |
| 8 | 600 초과 700 이하 | 350,000 |
| 9 | 700 초과 800 이하 | 375,000 |
| 10 | 800 초과 900 이하 | 400,000 |
| 11 | 900 초과 1,000 이하 | 425,000 |
| 12 | 1,000 초과 2,000 이하 | 437,500 |
| 13 | 2,000 초과 3,000 이하 | 450,000 |
| 14 | 3,000 초과 4,000 이하 | 462,500 |
| 15 | 4,000 초과 5,000 이하 | 475,000 |
| 16 | 5,000 초과 6,000 이하 | 487,500 |
| 17 | 6,000 초과 7,000 이하 | 500,000 |
| 18 | 7,000 초과 8,000 이하 | 512,500 |
| 19 | 8,000 초과 9,000 이하 | 525,000 |
| 20 | 9,000 초과 537,500 | 537,500 |

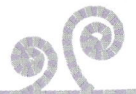
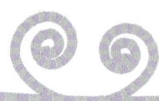

### ■ [시행령 별표 2] 과태료 부과 기준(제45조 제1항 관련)

(단위 : 만원)

| 위반사항 | 과태료 | 근거법령 |
|---|---|---|
| 1. 의료인, 간호조무사, 의료유사업자 또는 안마사가 법 제30조 제3항 (법 제82조 제3항에서 준용하는 경우를 포함한다)에 따른 보수교육을 받지 아니한 경우 | | 법 제92조 제3항 제1호 |
| 가. 의사, 치과의사, 한의사 | 70 | |
| 나. 조산사, 간호사 | 50 | |
| 다. 간호조무사, 의료유사업자, 안마사 | 20 | |
| 2. 의료기관 또는 안마사가 법 제33조 제5항 (법 제82조 제3항에서 준용하는 경우를 포함한다)에 따른 변경신고를 하지 아니한 경우 | | 법 제92조 제1항 제1호 |
| 가. 개설장소 이전 및 중요 변경사항 중 보건복지부령으로 정하는 사항에 대한 변경신고를 하지 아니한 경우 | 50 | |
| 나. 가목 외의 사항에 대한 변경신고를 하지 아니한 경우 | 30 | |
| 3. 의료기관이 법 제37조 제1항에 따른 신고를 하지 아니하고 진단용 방사선 발생장치를 설치·운영한 경우 | | 법 제92조 제1항 제1호 |
| 가. 진단용 방사선 발생장치의 안전관리 기준에 적합하지 아니하게 설치·운영한 경우 | 300 | |
| 나. 진단용 방사선 발생장치의 안전관리 기준에 적합하게 설치·운영한 경우 | 50 | |
| 4. 의료기관 개설자나 관리자가 법 제37조 제2항을 위반한 경우 | | 법 제92조 제1항 제2호 |
| 가. 안전관리책임자를 선임하지 아니한 경우 | 50 | |
| 나. 진단용 방사선 발생장치에 대한 검사를 검사기간 이내에 실시하지 아니한 경우 | 100 | |
| 다. 방사선 방어시설에 대한 검사를 하지 아니한 경우 | 100 | |
| 라. 방사선 관계 종사자에 대한 피폭선량을 측정하지 아니한 경우 | 50 | |
| 마. 방사선 관계 종사자에 대한 피폭선량 측정에 있어 선량한도를 넘은 사람에 대한 안전 조치를 하지 아니한 경우 | 100 | |
| 바. 방사선 관계 종사자의 피폭선량측정에 영향을 미치는 피폭선량계의 파손·분실 등 피폭선량계를 2회 이상 적정하게 관리하지 아니한 경우 | 50 | |
| 5. 의료기관 개설자 또는 안마사가 법 제40조 제1항 (법 제82조 제3항에서 준용하는 경우를 포함한다)에 따른 휴업 또는 폐업신고를 하지 아니하거나, 의료기관 개설자가 법 제40조 제2항을 위반하여 진료기록부 등을 이관하지 아니한 경우 | | 법 제92조 제3항 제3호 |
| 가. 휴업신고를 하지 아니한 경우 | 50 | |
| 나. 폐업신고를 하지 아니한 경우 | 100 | |
| 다. 진료기록부 등을 이관하지 아니한 경우 | 100 | |
| 6. 의료기관이 아닌 자가 법 제42조 제3항을 위반하여 의료기관의 명칭 또는 이와 비슷한 명칭을 사용한 경우 | 100 | 법 제92조 제3항 제4호 |
| 7. 의료기관이 법 제43조에 따른 진료과목 표시를 위반한 경우 | 100 | 법 제92조 제3항 제5호 |

| 위반사항 | 과태료 | 근거법령 |
|---|---|---|
| 8. 의료기관의 장이 법 제46조 제3항을 위반하여 선택진료에 관한 정보를 제공하지 아니한 경우 | 300 | 법 제92조 제1항 제3호 |
| 9. 의료법인이 법 제49조 제3항을 위반하여 부대사업 실시에 관한 신고를 하지 아니한 경우 | 50 | 법 제92조 제1항 제4호 |
| 10. 의료인이나 의료기관이 법 제61조 제1항에 따른 보고를 하지 아니하거나 검사를 거부·방해 또는 기피한 경우 | | 법 제92조 제2항 |
|    가. 보고를 하지 아니한 경우 | 100 | |
|    나. 검사를 거부·방해·기피한 경우 | 200 | |

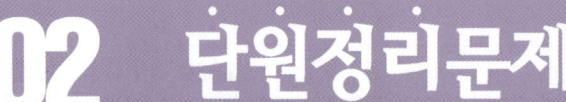

# CHAPTER 02 단원정리문제

**01** 의료법의 목적 규정으로 맞게 조합된 것은?

> 가. 국민의료에 필요한 사항을 규정
> 나. 의료의 적정성을 유지
> 다. 국민의 건강을 보호하고 증진
> 라. 병원의 복지 증대

① 가, 나, 다  ② 가, 다  ③ 나, 라
④ 라  ⑤ 가, 나, 다, 라

▶ - 국민의료에 관하여 필요한 사항 규정
- 의료의 적정을 기하여 국민의 건강을 보호증진함을 목적으로 함.

**02** 의료인의 종별 및 그에 따른 임무로 틀린 것은?

① 의사 – 의료와 보건지도
② 치과의사 – 치과의료 및 구강지도
③ 한의사 – 한방의료와 한방 보건지도
④ 조산사 – 해산부의 요양 상의 간호 또는 진료의 보조
⑤ 간호사 – 대통령령이 정하는 보건활동

▶ - 조산사는 조산과 임부·해산부·산욕부 및 신생아에 대한 보건과 양호지도를 담당함.
- 해산부의 요양 상의 간호 또는 진료의 보조는 간호사의 업무

**03** 입원시설의 제한을 받지 않는 의료기관은?

① 치과병원  ② 한방병원  ③ 병원
④ 종합병원  ⑤ 요양병원

▶ 치과병원은 입원시설의 제한을 받지 않는다.

정답 : 1_①  2_④  3_①

**04** 의사·치과의사 또는 한의사가 주로 외래환자를 대상으로 각각 그 의료를 행하는 의료기관은?

① 조산원　　② 의원　　③ 한방병원
④ 요양병원　　⑤ 종합병원

▶ 의원급 (의원, 치과의원, 한의원)
  - 의사, 치과의사 또는 한의사가 주로 외래환자를 대상으로 각각 그 의료를 행하는 의료기관

**05** 300병상 이하 병원에 필수 진료 과목으로 틀린 것은?

① 내과　　② 치과　　③ 소아청소년과
④ 산부인과　　⑤ 병리과

▶ 300병상 이하 병원에는 내과, 외과, 소아청소년과, 산부인과 중 3개 진료과목, 영상의학과, 마취통증의학과, 진단검사의학과 또는 병리과를 포함한 7개 이상 진료과목이 필요하다.

**06** 요양병원의 입원대상으로 틀린 것은?

① 감염성 질환자　　② 만성 질환자
③ 노인성 치매환자　　④ 요양을 필요로 하는 자
⑤ 회복 기간에 있는 자

▶ 요양병원의 운영
  - 요양병원의 입원대상은 노인성 질환자·만성 질환자 및 외과적 수술 후 또는 상해 후의 회복 기간에 있는 자로서 주로 요양을 필요로 하는 자
  - 감염성 질환자는 요양병원의 입원대상으로 하지 아니하며, 정신질환자 (노인성 치매환자는 제외한다)는 정신병원 외의 요양병원의 입원대상으로 하지 아니함.

**07** 의료기관의 종별로 맞는 것은?

① 3종　　② 6종　　③ 8종
④ 9종　　⑤ 10종

▶ 의료기관의 종별
  - 종합병원, 병원, 치과병원, 한방병원, 요양병원, 의원, 치과의원, 한의원, 조산원으로 나눔.

정답 : 4_② 5_② 6_① 7_④

**08** 상급종합 병원에 해당하는 내용으로 틀린 것은?

① 중증 질환에 대하여 난이도가 높은 의료행위를 전문적으로 하는 종합병원
② 질병군별 환자 구성비율이 대통령령으로 정하는 기준에 해당할 것
③ 20개 이상의 진료과목을 갖출 것
④ 전문의가 되려는 자를 수련시키는 기관일 것
⑤ 보건복지부령으로 정하는 인력·시설·장비 등을 갖출 것

**09** 종합병원은 몇 명 이상의 입원환자를 수용할 수 있는 시설을 갖추어야 하는가?

① 30인 이상  ② 60인 이상  ③ 80인 이상
④ 100인 이상  ⑤ 제한받지 않음

**10** 30인 이상을 수용할 수 있는 시설을 갖추어야 하는 병원으로 틀린 것은?

① 병원  ② 한방병원  ③ 치과병원
④ 요양병원  ⑤ 답 없음

**11** 의료인의 종별이 아닌 것은?

① 의사  ② 치과의사  ③ 조산사
④ 임상병리사  ⑤ 간호사

---

### 단원정리 문제 해설

▶ 질병군별 환자 구성비율이 보건복지부령으로 정하는 기준에 해당할 것

▶ 100인 이상의 병상이 있어야 종합병원으로 명할 수 있다.

▶ 치과병원은 입원 병상의 제한이 없다.

▶ 의료인은 의사, 치과의사, 한의사, 조산사를 말하며, 임상병리사는 의료기사로 분류됨.

정답 : 8.② 9.④ 10.③ 11.④

**12** 조산에 관한 수습 의료기관으로 맞게 짝지어진 것은?

① 산부인과, 소아청소년과
② 산부인과, 방사선과
③ 산부인과, 내과
④ 외과, 소아청소년과
⑤ 내과, 소아청소년과

▶ 월평균 분만 건수가 100건 이상이 되는 의료기관의 산부인과, 소아청소년과의 수련병원에서 1년의 수습기간을 거쳐야 조산사가 될 수 있다.

▶ 수습생 정원은 월평균 분만 건수의 1/10 이내여야 함.

**13** 조산사에 관한 내용으로 틀린 것은?

① 간호사 면허를 가진 자
② 1년간 조산의 수습 과정을 마친 자
③ 수습 의료기관은 보건복지부장관의 인정받은 의료기관 중 산부인과, 소아청소년과 수련병원
④ 수습생 정원은 월평균 분만 건수의 1/3 이내
⑤ 조산, 임부, 해산부, 산욕부, 신생아의 보건과 양호 지도

**14** 의료인의 결격사유로 맞지 않은 것은?

① 파산 선고를 받고 복권되지 아니한 자
② 정신 질환자
③ 금치산자
④ 한정치산자
⑤ 마약 중독자

▶ 의료인의 결격사유
 1) 정신질환자 (다만, 전문의가 의료인으로서 적합하다고 인정하는 사람은 그러하지 아니함)
 2) 마약·대마 또는 항정신성 의약품 중독자
 3) 금치산자·한정치산자
 4) 금고 이상의 형의 선고를 받고 그 형의 집행이 종료되지 아니하거나 집행을 받지 아니하기로 확정되지 아니한 자

▶ 의료광고의 심의를 위반한 경우는 1년 이하 징역이나 500만원 이하의 벌금에 해당된다.

**15** 다음 중 300만원 이하의 벌금형에 해당하지 않는 것은?

① 진단서·검안서 등의 증명서 교부 의무를 위반한 경우
② 변사체 신고의무를 위반한 경우
③ 진료기록부 등의 기록, 관리를 위반한 경우
④ 의료광고의 심의를 위반한 경우
⑤ 세탁물의 위생적 처리를 위반한 경우

정답 : 12_① 13_④ 14_① 15_④

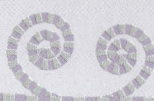

**16** 국가시험에 필요한 사항은 무엇으로 정하는가?

① 시 · 도지사   ② 국가시험 관리기관의 장
③ 보건복지부령   ④ 대통령령
⑤ 시 · 군 · 구청장

▶ 국가시험
 - 국가시험에 관하여 필요한 사항은 대통령령으로 정함.

**17** 의료인의 국가시험에 관한 내용으로 틀린 것은?

① 보건복지부장관이 시행
② 권한을 국가시험 등 관리기관의 장에게 위임
③ 결격사유 해당자는 국가시험에 응시 불가
④ 부정행위자는 국가시험에 응시가 절대 불가능하다.
⑤ 국가시험 관리기관의 장은 시험 실시에 관한 필요 사항을 시험 실시 30일 전까지 공고

▶ 부정행위자는 그 다음 2회의 국가시험에 응시 불가

**18** 국가시험 관리기관의 장은 국가시험의 실시에 관하여 필요한 사항을 시험 실시 몇 일 전에 공고하는가?

① 7일 전   ② 10일 전   ③ 15일 전
④ 20일 전   ⑤ 30일 전

▶ 국가시험 관리기관의 장은 국가시험의 실시에 관하여 필요한 사항을 시험 실시 30일 전에 공고하여야 한다.

**19** 국가시험의 합격자를 결정·발표하는 사람은?

① 대통령   ② 국가시험 관리기관의 장
③ 보건복지부장관   ④ 시 · 군 · 구청장
⑤ 시 · 도지사

▶ 국가시험의 응시 및 합격자 발표
 - 국가시험 관리기관의 장은 국가시험의 합격자를 결정 · 발표함.

정답 : 16_④  17_④  18_⑤  19_②

**20** 의료인 국가시험 중에 수험이 정지된 자는 그 후 몇 회에 걸쳐 응시할 수 없는가?

① 1회　　　② 2회　　　③ 3회
④ 4회　　　⑤ 5회

▶ 부정 행위자는 그 다음 2회의 국가시험에 응시 불가

**21** 국가시험 관리기관의 장의 업무로 틀린 것은?

① 시험위원 위촉
② 시험 실시에 관하여 필요한 사항을 공고
③ 국가시험의 수수료 및 납부 방법 공고
④ 시험일시, 장소, 과목, 응시원서 제출기간, 그 밖의 시험에 관하여 필요한 사항 30일 전까지 공고
⑤ 시험과목 및 합격자를 결정

▶ 시험과목 및 합격자 결정은 보건복지부령으로 한다.

**22** 면허증 재교부를 신청할 수 없을 때는?

① 면허증 분실 시
② 면허증 훼손 시
③ 면허취소의 원인이 된 사유가 소멸
④ 개전의 정이 현저하다고 인정될 때
⑤ 면허취소 사유의 소멸 시

▶ 면허취소 시에는 재교부 되지 않는다.

정답 : 20_② 21_⑤ 22_⑤

**23** 의료인의 의무 중에서 위반 시에도 처벌할 수 없는 것은?

① 태아의 성감별 행위　② 비밀누설 금지
③ 진료의 거부　　　　④ 요양방법의 지도
⑤ 보수교육 미 이수

**24** 의료인의 권리로만 맞게 조합된 것은?

> 가. 의료행위에 필요한 기구를 우선 공급
> 나. 진료거부 금지
> 다. 의료행위에 부수되는 물품, 노력, 교통수단을 우선 공급
> 라. 비밀누설 금지

① 가, 나, 다　② 가, 다　③ 다, 라
④ 라　　　　⑤ 가, 나, 다, 라

**25** 의료인의 권리에 해당하지 않는 것은?

① 의료기재의 압류 금지
② 기구 공급에 따른 교통수단의 우선 공급
③ 진단서 등의 발급
④ 의료기술에 대한 보호
⑤ 의료기구의 우선 공급

**26** 의료기관에서 나오는 세탁물은 누구에게 신고하여야 하는가?

① 시·군·구청장　② 시·도지사
③ 보건복지부장관　④ 대통령
⑤ 보건소장

---

▶ 요양방법의 지도는 권장사항으로 처벌 받지 않는다.

▶ 권리
- 의료행위에 부수되는 물품, 노력, 교통수단을 우선 공급
- 의료행위에 필요한 기구를 우선 공급

▶ 의무
- 진료거부 금지 등
- 세탁물 처리, 진단서, 처방전 작성과 교부
- 비밀누설 금지, 태아 성 감별 행위 등 금지 기록 열람 등

▶ 24번 해설 참조

▶ 세탁물 처리권자는 시·군·구청장에게 신고 해야 할 의무를 가진다.

정답 : 23_④　24_②　25_③　26_①

**27** 피해자의 고소가 있어야 처벌이 가능한 것은?

① 변사체 신고 불이행
② 적출물 등의 처리 위반행위
③ 비밀누설 행위
④ 허위진단서 교부행위
⑤ 진료기록부 작성 보관 위반행위

▶ 비밀누설 행위에 위반되더라도 피해자의 고소를 하지 않을 시 처벌 받지 않는다.

**28** 의료기관의 의료용 시설, 기계, 약품, 그 밖의 기물 등을 파괴, 손상하거나 의료기관을 점거하여 진료 방해 시 벌금은?

① 300만원 이하의 벌금
② 500만원 이하의 벌금
③ 3년 이하의 징역 또는 1천 만원 이하의 벌금
④ 5년 이하의 징역 또는 1천 만원 이하의 벌금
⑤ 5년 이하의 징역 또는 2천 만원 이하의 벌금

▶ 다음 각 호에 해당하는 자는 5년 이하의 징역 또는 2천 만원 이하의 벌금에 처한다.
- 면허증을 대여한 자
- 의료기관 점거·기물 파손 등 진료 방해 및 방조·교사
- 전자처방전에 저장된 개인 정보 탐지·변조·훼손 등
- 전자의무기록에 저장된 개인정보 탐지·누출·변조·훼손 등
- 무면허 의료행위의 금지
- 부적격자의 의료기관 개설
- 2개 이상의 의료기관을 개설한 자

**29** 진료 중이던 환자가 최종진료 시로부터 몇 시간 이내에 사망한 경우에 다시 진찰하지 않더라도 증명서를 교부할 수 있는 시간은?

① 24시간      ② 48시간      ③ 72시간
④ 120시간    ⑤ 140시간

▶ 진단서
- 진료 중이던 환자가 최종진료 시부터 48시간 이내 사망한 경우 다시 진찰하지 않더라도 진단서나 증명서를 내줄 수 있음.

정답: 27_③  28_⑤  29_②

**30** 의료법인에 관한 설명으로 틀린 것은?

① 의료법인의 정관 변경 시 시·도지사의 허가가 있어야 한다.
② 의료법인 설립 후 1년 이내 개설하지 않으면 설립 허가취소된다.
③ 의료법인은 부대사업 시 보건복지부령에 따라 시·도지사에게 신고한다.
④ 의료법인이 아니면 의료법인이나 비슷한 명칭의 사용 불가이다.
⑤ 이 법에 규정되지 않은 내용은 민법 중 재단법인으로 한다.

▶ 의료법인 설립 후 2년 이내 개설하지 않으면 설립 허가취소됨.

**31** 출생·사산증명서를 교부할 수 있는 사람은?

① 의사, 치과의사, 간호사
② 의사, 치과의사, 한의사
③ 의사, 한의사, 조산사
④ 의사, 치과의사, 한의사, 간호사
⑤ 의사, 치과의사, 한의사, 조산사

▶ 치과의사는 출생 및 사산증명서를 교부할 수 없다.

**32** 의사, 치과의사, 한의사, 조산사, 간호사의 유사명칭 사용 시 벌금은?

① 100만원 이하의 벌금
② 300만원 이하의 벌금
③ 500만원 이하의 벌금
④ 1천 만원 이하의 벌금
⑤ 2천 만원 이하의 벌금

▶ 300만원 이하의 벌금
  - 세탁물 처리 위반
  - 진단서 및 증명서 교부 의무위반
  - 기록 열람 등의 위반
  - 변사체 신고의 위반
  - 의료인 유사명칭 사용
  - 당직의료인 위반
  - 전문과목 표시위반
  - 의료기관 명칭 사용위반
  - 의원급 부속의료기관 개설 시 신고위반
  - 의료기관을 개설할 수 없는 자에게 고용되어 의료행위를 한 자

정답 : 30_② 31_③ 32_②

**33** 변사체를 검안한 의료인은 누구에게 신고하여야 하는가?

① 시·군·구청장  ② 시·도지사
③ 관할 구청장  ④ 관할 보건소장
⑤ 관할 경찰서장

▶ 변사체의 신고
- 의사, 치과의사, 한의사 및 조산사는 사체를 검안하여 변사의 의심이 있을 때에는 그 소재지를 관할하는 경찰서장에게 신고함.

**34** 의료기관 처방전의 보존기간은?

① 1년  ② 2년  ③ 3년
④ 5년  ⑤ 10년

▶ 진료기록부, 수술기록부 - 10년
　간호기록부, 조산기록부 - 5년
　진단서 등 부분 - 2년
　환자 명부, 방사선 사진 - 5년
　처방전 - 2년

**35** 진료에 관한 기록과 그 보존기간의 연결이 잘못된 것은?

① 환자 명부-5년  ② 처방전- 2년
③ 진료기록부-10년  ④ 수술기록부-5년
⑤ 방사선 사진-5년

▶ 34번 해설 참조

**36** 환자에 관한 기록을 열람하게 하거나 그 내용을 확인할 수 있는 자가 아닌 것은?

① 형제·자매  ② 직계 존속
③ 배우자의 직계 존속  ④ 직계 비속
⑤ 배우자

▶ 형제·자매는 환자에 관한 기록을 열람할 수 없다.

정답 : 33_⑤  34_②  35_④  36_①

**37** 중앙회와 그 지부에 대한 설명으로 틀린 것은?

① 중앙회는 법인으로 한다.
② 특별시·광역시와 도(이하 "도"라 한다)에 지부를 설치하여야 한다.
③ 시·군·구에 분회를 설치할 수 있다.
④ 중앙회에 관하여 이 법에 규정되지 아니한 사항은 형법 중 재단법인에 관한 규정을 준용한다.
⑤ 지부 또는 분회의 책임자는 지체없이 도지사 또는 시장·군수·구청장에게 이를 신고하여야 한다.

▶ 중앙회에 관하여 이 법에 규정되지 아니한 사항은 민법 중 사단법인에 관한 규정을 준용한다.

**38** 상급병원에서 외국인 환자를 유치할 수 있는 허용 병상 수는?

① 보건복지부 지정
② 시장·군수·구청장 지정
③ 병상 수의 100분의 5
④ 병상 수의 100분의 10
⑤ 제한 없음

▶ 보건복지부가 인정한 상급병원에 한하여 병상 수의 100분의 5의 범위에서 외국인 환자를 유치할 수 있다.

**39** 외국의 면허를 가진 자로서 국내에서 보건복지부장관의 승인을 받아 의료행위를 할 수 있는 경우로 맞게 조합된 것은?

가. 교환교수의 업무
나. 국제의료봉사단의 의료봉사 업무
다. 교육연구사업을 위한 업무
라. 의료기관을 운영하는 비영리 법인에서의 의료행위

① 가, 나, 다
② 가, 다
③ 다, 라
④ 라
⑤ 가, 나, 다, 라

▶ 외국면허소지자의 의료행위 (시행규칙 제18조)
- 외국과의 교육 또는 기술협력에 의한 교환교수의 업무
- 교육연구 사업을 위한 업무
- 국제의료봉사단의 의료봉사 업무

정답 : 37_④ 38_③ 39_①

**40** 의료인의 보수교육 계획 및 실적보고는 누구에게 하는가?

① 보건복지부장관  ② 시·군·구청장
③ 시·도지사  ④ 관할 경찰서장
⑤ 보건소장

▶ 보수교육 계획 및 실적보고
 - 매년 2월 말일까지 당해 연도의 보수교육계획서를 보건복지부장관에게 제출

**41** 보수교육면제자로 틀린 것은?

① 군복무 중인 자
② 대학원 재학생
③ 6월 이상 환자진료업무에 종사하지 않은 사람
④ 전공의
⑤ 전문의

▶ 보수교육면제자
 - 의과대학, 치의대학, 한의과대학, 의학전문대학원, 치의학전문대학원 또는 한의학전문대 학원의 부속병원에서 기초의학을 연구하고 있는 자로서 환자 진료업무에 직접 종사하지 아니하는 자, 군복무 중인 자, 전공의, 대학원 재학생, 환자 진료업무에 종사하지 아니한 자, 질병의 사유로 보수교육을 받기가 곤란한 자

**42** 보수교육을 실시할 수 없는 기관은?

① 중앙회에 설치된 의학분야별 전문학회
② 의과대학·치과대학·한의과대학·간호대학, 의학전문대학원, 치의학전문대학원, 한의학전문대학원, 및 그 부속병원
③ 한국보건복지인력개발원
④ 병상 100 이상을 가진 수련병원
⑤ 병상 150 이상을 가진 수련병원

▶ ④는 아님.

정답 : 40_① 41_⑤ 42_④

**43** 의료인의 연간 보수교육 시간은?

① 매년 1회 이상, 6시간 이상
② 매년 1회 이상, 8시간 이상
③ 매년 1회 이상, 10시간 이상
④ 매년 2회 이상, 6시간 이상
⑤ 매년 2회 이상, 8시간 이상

▶ 보수교육
- 매년 1회 이상 실시
- 교육시간은 연간 8시간 이상 실시

**44** 보수교육 관계 서류는 몇 년간 보존해야 하는가?

① 1년간　　② 2년간　　③ 3년간
④ 5년간　　⑤ 10년간

▶ 보수교육을 실시하는 중앙회 등은 보수교육 관계 서류를 3년간 보존해야 한다.

**45** 요양병원을 개설할 수 있는 의료인은?

① 의사, 한의사　　② 의사, 치과의사
③ 의사, 조산사　　④ 치과의사, 한의사
⑤ 치과의사, 간호사

▶ 의료기관 개설
- 의사 : 종합병원, 병원, 요양병원 또는 의원 개설
- 한의사 : 한방병원, 요양병원 또는 한의원 개설

**46** 반드시 지도의사를 정해야 하는 의료기관은?

① 요양병원　　② 치과병원　　③ 조산원
④ 종합병원　　⑤ 한의원

▶ 조산원 개설
- 반드시 지도의사를 정하여야 한다.

정답 : 43_② 44_③ 45_① 46_③

**47** 연평균 1일 입원환자에 대해 의료기관에 두는 의료인의 정원에 관한 것으로 맞는 것은?

① 병원 : 의사 – 12명 당 1명(소수점 올림)
② 병원 : 간호사 – 3명 당 1명(소수점 올림)
③ 한방병원 : 한의사 – 40명 당 1명(소수점 올림)
④ 종합병원 : 조산사 – 산부인과에 배정된 간호사 정원의 3분의 1 이상
⑤ 요양병원 : 의사 또는 한의사 – 20명 당 1명(소수점 올림)

▶ 종합병원, 병원, 의원, 한의원, 치과병원, 치과의원
 - 의사, 한의사 : 20명 당 1명 (소수점 올림)
 - 간호사 : 2.5명 당 1인 (소수점 올림)
 - 조산사 : 산부인과에 배정된 간호사 정원의 3분의 1
▶ 요양병원
 - 의사 또는 한의사 : 40인에 대하여 1인 (소수점 올림)
 - 간호사 : 6명당 1인
▶ 한방병원
 - 한의사 : 20명 당 1명
 - 간호사 : 5명당 간호사 1명

**48** 입원환자 100명, 외래환자 150명인 병원에 의사 수는?

① 5명  ② 6명  ③ 7명
④ 8명  ⑤ 10명

▶ 150/3 = 50  (50 + 100)/20 = 7.5
소수점 올림 = 8명

**49** 입원환자 50명, 외래환자 120명인 병원에 간호사 수는?

① 20명  ② 24명  ③ 25명
④ 30명  ⑤ 35명

▶ 120/12=10 (10 + 50)/2.5 = 24

**50** 폐업 또는 휴업의 신고를 하는 때에는 기록·보존하고 있는 진료기록부 등을 누구에게 이관하여야 하는가?

① 관할 경찰서장  ② 관할 보건소장  ③ 관할 구청장
④ 시장  ⑤ 도지사

▶ 폐업 또는 휴업의 신고를 하는 때에는 기록·보존하고 있는 진료기록부 등을 관할 보건소장에게 이관하여야 한다. 다만, 의료기관 개설자가 보건복지부령으로 정하는 바에 따라 진료기록부 등의 보관계획서를 제출하여 관할 보건소장의 허가를 받은 경우에는 직접 보관할 수 있다.

정답 : 47.④  48.④  49.②  50.②

**51** 당직의료인에 관한 설명으로 맞는 것은?

① 의사는 입원환자 100명마다 1인을 두고, 초과 시 100명마다 1인을 추가로 둔다.
② 간호사는 입원환자 200명마다 1인을 두고, 초과 시 200명마다 1인을 추가로 둔다.
③ 각종 병원은 응급환자와 입원환자의 진료에 필요한 당직의료인을 둔다.
④ 정신병원, 재활병원, 결핵병원은 입원환자를 진료하는데 지장이 없도록 의료법에 정해진 기준에 따라 당직의료인을 둔다.
⑤ 의원급 이상의 의료기관에 당직의료인을 둔다.

▶ - 의사는 입원환자 200명마다 1인을 두어, 초과 시 200명마다 1인을 추가로 둔다.
- 간호사는 입원환자 200명마다 2인을 둔다. 초과 시 200명마다 2인을 추가로 둔다.
- 각종 병원은 응급환자와 입원환자의 진료에 필요한 당직의료인을 둔다.
- 정신병원, 재활병원, 결핵병원은 입원환자를 진료하는데 지장이 없도록 자체 기준에 따라 정함.
- 병원 이상에 당직의료인을 둔다.

**52** 면허증 취소 요건으로 맞지 않은 것은?

① 결격사유에 해당되었을 때
② 면허증을 대여한 때
③ 면허의 조건을 이행하지 아니한 때
④ 태아의 성감별 행위 금지를 위반한 때
⑤ 자격정지 처분기간 중에 의료행위를 하거나 2회 이상 자격정지 처분을 받은 때

▶ 자격정지 처분기간 중에 의료행위를 하거나 3회 이상 자격정지 처분을 받은 때

**53** 당직의료인에 대한 설명 중 맞지 않은 것은?

① 일반환자의 진료를 목적으로 한다.
② 정신병원은 병원 자체 기준에 따른다.
③ 결핵병원은 병원 자체 기준에 따른다.
④ 입원환자 200인까지는 의사, 치과의사, 한의사는 1인을 둔다.
⑤ 입원환자와 응급환자 진료를 목적으로 한다.

▶ - 의사는 입원환자 200명마다 1인을 두어, 초과 시 200명마다 1인을 추가로 둔다.
- 간호사는 입원환자 200명마다 2인을 둔다., 초과 시 200명마다 2인을 추가로 둔다.
- 각종 병원은 응급환자와 입원환자의 진료에 필요한 당직의료인을 둔다.
- 정신병원, 재활병원, 결핵병원은 입원환자를 진료하는데 지장이 없도록 자체 기준에 따라 정함.
- 병원 이상에 당직의료인을 둔다.

정답 : 51_③ 52_⑤ 53_①

**54** 의료인의 품위손상 행위로 맞는 것은?

① 품위손상 행위는 보건복지부령에 명시되어 있다.
② 품위손상 행위 여부는 보건복지부장관이 심의 결정한다.
③ 면허 자격정지 기간은 6개월 이내
④ 비도덕적인 진료행위도 포함된다.
⑤ 위반 시 면허의 자격취소 요건이 된다.

**55** 의료인의 품위손상 행위의 범위로 맞지 않은 것은?

① 학문적으로 인정되지 아니하는 진료행위
② 비도덕적 진료행위
③ 허위 또는 과대의 광고행위
④ 불필요한 검사, 투약, 수술 등 과잉 진료행위를 하거나 부당하게 많은 진료비를 요구하는 행위
⑤ 시설 기준이 미달된 곳에서의 의료행위

**56** 의료심사조정위원회에 대한 설명으로 틀린 것은?

① 위원 구성은 15인 이상 20인 이하로 한다.
② 중앙의료심사조정위원장은 보건복지부차관이 한다.
③ 지방의료심사조정위원장은 부지사, 부시장이 한다.
④ 조정 신청은 관할 시·도지사에게 한다.
⑤ 분쟁 발생일로부터 1년 이내 조정 신청을 해야 한다.

---

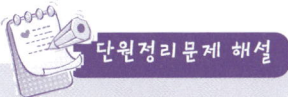

▶ - 면허의 자격정지 요건에 해당
  - 품위손상 행위 여부는 중앙의료심사조정위원회에서 심의 결정
  - 부정한 방법으로 진료비를 허위청구하는 행위
  - 거짓 및 과대광고 행위, 비도덕적 진료행위
  - 학문적으로 인정되지 아니하는 진료행위
  - 불필요한 검사, 투약, 수술 등 지나친 진료행위를 하거나 부당하게 많은 진료비를 요구하는 행위
  - 전공의 선발 등 직무와 관련하여 부당하게 금품을 수수하는 행위
  - 영리를 목적으로 유인하거나 유인하게 하는 행위
  - 영리를 목적으로 약국에 종사하는 자와 담합
  - 면허자격 정지기간은 1년 이내
  - 품위손상 행위는 대통령령에 명시

▶ 54번 해설 참조

▶ 위원장을 포함한 7인 이상 15인 이하로 정한다.

정답 : 54_④ 55_⑤ 56_①

**57** 의료심사조정위원회는 회부받은 의료분쟁의 조정안을 어느 기간 내에 작성하여 당사자에게 제시하여야 하는가?

① 30일 ② 60일 ③ 90일
④ 120일 ⑤ 150일

▶ 분쟁조정 신청이 회부된 날로부터 90일 이내에 조정안을 작성하여 당사자에게 제시하여야 함.

**58** 전문간호사가 아닌 것은?

① 마취전문간호사 ② 응급전문간호사
③ 가정전문간호사 ④ 수술전문간호사
⑤ 보건전문간호사

▶ 전문간호사의 종류
- 보건전문간호사 - 마취전문간호사
- 가정전문간호사 - 감염전문간호사
- 산업전문간호사 - 응급전문간호사
- 노인전문간호사 - 중환자전문간호사
- 종양전문간호사 - 임상전문간호사
- 아동전문간호사
- 호스피스전문간호사
- 정신전문간호사

**59** 청문을 실시하는 경우로 맞지 않는 것은?

① 의료법인의 설립 허가의 취소
② 시정·명령 등에 따른 시설·장비 등의 사용 금지 명령
③ 의료기관의 개설허가의 취소 또는 의료기관의 폐쇄 명령
④ 의료인의 면허의 취소
⑤ 의료인의 품위손상 행위

▶ ①,②,③,④항 외에 의료기관 인증 또는 조건부 인증의 취소 (2011.1.24 시행)

**60** 의료법에서 규정하고 있는 업무와 그 업무의 시행권자에 대한 연결이 맞지 않는 것은?

① 의료인의 중앙회 설립 – 보건복지부 장관의 허가
② 중앙회의 정관의 변경 – 보건복지부장관의 허가
③ 의료인 중앙회의 공제 사업 – 보건복지부장관에게 신고
④ 특수의료장비의 설치 – 보건복지부장관이나 시·도지사에게 등록
⑤ 의료법인의 설립 – 보건복지부장관의 허가

▶ 의료법인의 설립은 시·도지사의 허가가 필요함.

정답 : 57_③ 58_④ 59_⑤ 60_⑤

**61** 다음 중 시·도지사의 허가 사항으로 맞게 조합된 것은?

> 가. 병원개설
> 나. 의료연구소 개설
> 다. 의료법인 설립
> 라. 의료인 중앙회의 지부 설립

① 가, 나, 다   ② 가, 다   ③ 다, 라
④ 라   ⑤ 가, 나, 다, 라

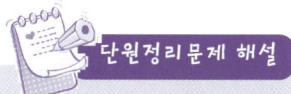

▶ 시·도지사의 허가사항은 병원개설, 의료법인 설립이다.

**62** 의료기관 개설 특례에 관한 내용으로 틀린 것은?

① 의료인 외의 자가 소속직원, 종업원, 구성원 그 가족의 건강관리를 위해 부속의료기관 개설
② 의원의 개설은 시장·군수·구청장에게 허가를 받아야 한다.
③ 병원을 부속의료기관으로 개설 시 시·도지사 허가를 받아야 한다.
④ 개설에 관한 절차 등은 보건복지부령으로 정한다.
⑤ 병원, 종합병원, 치과병원, 한방병원, 요양병원의 개설은 시·도지사의 허가를 받아야 한다.

▶ 의원의 개설은 시장·군수·구청장의 신고한다.

**63** 특수의료장비 품질관리검사에서 부적합 판정을 받고 이를 사용하였을 때 벌칙은?

① 300만원 이하의 벌금
② 1년 이하의 징역, 500만원 이하의 벌금
③ 3년 이하의 징역, 1천 만원 이하의 벌금
④ 3년 이하의 징역, 3천 만원 이하의 벌금
⑤ 5년 이하의 징역, 3천 만원 이하의 벌금

▶ 특수의료장비 품질관리검사에서 부적합 판정을 받고 이를 사용하였을 때 벌칙으로 3년 이하의 징역, 3천 만원 이하의 벌금이 부과된다.

정답 : 61_②   62_②   63_④

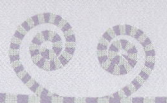

**64** 다음 중 의료법 위반행위는?

① 한의사가 청진기를 사용하여 질병을 진단하였다.
② 한의사가 X선 판독을 의사에게 의뢰하였다.
③ 의사면허와 한의사면허를 가진 자가 동시에 개원하였다.
④ 한의사가 물리치료기구를 이용하여 한방물리치료를 하였다.
⑤ 치료 중인 환자가 내원하지 않고 보호자에게 처방하였다.

▶ 의료인은 1개소의 의료기관만을 개원할 수 있음.

**65** 의료기관 인증 기준에 포함 사항으로 틀린 것은?

① 환자의 권리와 안전
② 의료기관의 의료서비스 질향상 활동
③ 의료서비스의 제공 과정 및 성과
④ 환자 만족도
⑤ 분야별 진료비용

▶ 의료기관 인증 기준에 포함 사항
 - 환자의 권리와 안전
 - 의료기관의 의료서비스 질향상 활동
 - 의료서비스의 제공 과정 및 성과
 - 의료기관의 조직·인력관리 및 운영
 - 환자 만족도

**66** 의료기관의 인증 기준에 관한 내용으로 틀린 것은?

① 병원급 의료기관을 대상으로 한다.
② 의료기관인증위원장은 부시장이 한다.
③ 인증 받은 의료기관은 인증서를 교부하고 인증 마크를 사용할 수 있다.
④ 인증이 취소된 의료기관은 취소된 날로부터 1년 이내에 인증신청이 불가능하다
⑤ 인증의 유효기간은 4년이다.

▶ 의료기관인증위원장은 보건복지부차관이 한다 (2011년 1월 24일 시행)

정답 : 64_③ 65_⑤ 66_②

**67** 의료유사업자가 아닌 것은?

① 침사　　② 안마사　　③ 구사
④ 침구사　　⑤ 접골사

▶ 의료유사업자
- 접골사, 침사, 구사
- 시·도지사의 자격 인정

**68** 의료지도원에 대한 설명으로 틀린 것은?

① 보건복지부, 시·도, 시·군·구에 둔다.
② 보건복지부장관, 시장·군수·구청장은 의료기관이나 의료인에게 필요한 지도와 명령을 한다.
③ 의료인 면허소지자, 의료관계 업무에 관한 지식과 경험이 풍부한 자 중에서 임명한다.
④ 업무 상황, 시설, 진료기록부, 조산기록부, 간호기록부 등 관계 서류를 심사한다.
⑤ 보건복지부 소속은 국한된 행정구역을 담당한다.

▶ - 시·도, 시·군·구 소속은 해당 행정구역을 담당
- 보건복지부 소속은 전국을 담당

**69** 의료광고에 관한 설명으로 **틀린** 것은?

① 신의료기술 평가를 받은 신의료기술 광고이어야 한다.
② 진료방법 중 환자의 안전에 위해를 끼칠 우려가 있어서는 안 된다.
③ 객관적으로 인정된 진료방법이어야 한다.
④ 보건복지부장관은 의료인 단체에 심의를 위탁한다.
⑤ 벽보, 전단, 현수막, 정기간행물 등 TV 및 라디오를 통한 모든 매체로 가능하다.

▶ 벽보, 전단, 현수막, 정기 간행물 등 TV 및 라디오를 제외한 모든 매체로 가능

정답 : 67_② 68_⑤ 69_⑤

**70** 5년 이하의 징역 또는 2천 만원 이하 벌금이 적용되는 것으로 조합된 것은?

> 가. 면허증을 대여한 자
> 나. 의료기관의 의료용 시설을 비롯한 기물 등 파괴
> 다. 무면허 의료행위를 한 자
> 라. 의료기관의 개설자가 될 수 없는 자가 개설

① 가, 나, 다  ② 가, 다  ③ 다, 라
④ 라        ⑤ 가, 나, 다, 라

▶ 다음 각 호에 해당하는 자는 5년 이하의 징역 또는 2천 만원 이하의 벌금에 처한다.
- 면허증을 대여한 자
- 의료기관 점거·기물 파손 등 진료 방해 및 방조·교사
- 전자처방전에 저장된 개인 정보 탐지·변조·훼손
- 전자의무기록에 저장된 개인정보 탐지·누출·변조·훼손 등
- 무면허 의료행위의 금지
- 부적격자의 의료기관 개설
- 2개 이상의 의료기관을 개설한 자

**71** 의료인의 과징금에 대한 내용으로 맞는 것은?

① 과징금은 2회를 초과할 수 없다.
② 과징금은 3천 만원까지 부과할 수 있다.
③ 보건복지부장관 또는 중앙회에서 과징금을 부과한다.
④ 의료정지 처분에 갈음하여 부과한다.
⑤ 과징금의 금액은 보건복지부령으로 정한다.

▶ - 과징금은 3회를 초과할 수 없다.
- 과징금은 5천 만원까지 부과할 수 있다.
- 보건복지부장관 또는 시장·군수·구청장이 부과
- 의료 정지 처분에 갈음하여 부과
- 과징금의 금액은 대통령령으로 정함.

**72** 시·도지사의 자격 인정을 받아야 하는 직종으로 맞게 조합된 것은?

> 가. 간호조무사       나. 한지 치과의사
> 다. 접골사           라. 전문간호사

① 가, 나, 다  ② 가, 다  ③ 다, 라
④ 라        ⑤ 가, 나, 다, 라

▶ - 한지의사, 한지 치과의사, 한지 한의사
  : 보건복지부장관의 면허
- 전문의, 전문간호사, 간호조무사
  : 보건복지부장관의 자격 인정
- 간호조무사, 의료유사업자, 안마사
  : 시·도지사의 자격 인정

정답 : 70_⑤  71_④  72_②

# Chapter 3
# 감염병의 예방 및 관리에 관한 법률

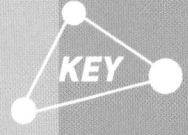

- 감염병에 관한 법률을 배우는 chapter입니다. 다소 기관에 따른 하는 일이 혼란스러울 때가 많으므로 확실히 구분을 해서 암기를 하는 것이 중요합니다.
- 감염병의 군별로 특징을 파악해서 정의를 암기하고, 군 안에 포함되어 있는 질병의 종류도 파악하셔야 합니다. 그 질병을 예방하기 위한 예방접종 및 소독, 방역관, 검역위원, 예방위원이 하는 일을 구분해서 암기하셔야 합니다.

### 꼭! 알아두기

1. 감염병 관련법의 목적, 정의
2. 감염병 군별로 질병의 종류 및 특성
3. 감염병 관리위원회 관련 인원 및 구성
4. 역학조사반의 임무
5. 고위험 병원체의 관리
6. 예방접종 시기와 관리하는 기관
7. 소독을 관리하는 기관 및 시행 방법
8. 방역관, 검역위원, 예방위원의 임무 및 소속기관
9. 과태료 및 벌금

# CHAPTER 03 감염병의 예방 및 관리에 관한 법률

## 제1장 총칙

| 법 | 일부개정 2012. 5. 23 |
| 시행령 | 타법개정 2011. 12. 8 |
| 시행규칙 | 타법개정 2011. 12. 8 |

### ■ 목적 (제1조)

- 국민건강에 위해가 되는 감염병의 발생과 유행을 방지하고, 그 예방 및 관리를 위하여 필요한 사항을 규정함으로써 국민 건강의 증진 및 유지에 이바지한다.

### ■ 정의 (제2조)

(1) "감염병"이란 제1군 감염병, 제2군 감염병, 제3군 감염병, 제4군 감염병, 제5군 감염병, 지정 감염병, 세계보건기구 감시대상 감염병, 생물 테러 감염병, 성매개 감염병, 인수공통 감염병 및 의료관련 감염병을 말한다.

(2) "제1군 감염병"이란 마시는 물 또는 식품을 매개로 발생하고, 집단 발생의 우려가 커서 발생 또는 유행 즉시 방역대책을 수립하여야 한다.
   ① 콜레라    ② 장티푸스    ③ 파라티푸스
   ④ 세균성 이질    ⑤ 장출혈성 대장균 감염증    ⑥ A형 간염

(3) "제2군 감염병"이란 예방접종을 통하여 예방 및 관리가 가능하여 국가예방접종사업의 대상이 된다.
   ① 디프테리아    ② 백일해    ③ 파상풍
   ④ 홍역    ⑤ 유행성 이하선염    ⑥ 풍진
   ⑦ 폴리오    ⑧ B형 간염    ⑨ 일본뇌염
   ⑩ 수두

(4) "제3군 감염병"이란 간헐적으로 유행할 가능성이 있어 계속 그 발생을 감시하고 방역대책의 수립이 필요한다.
   ① 말라리아    ② 결핵    ③ 한센병
   ④ 성홍열    ⑤ 수막구균성 수막염    ⑥ 레지오넬라증
   ⑦ 비브리오 패혈증    ⑧ 발진티푸스    ⑨ 발진열
   ⑩ 쯔쯔가무시증    ⑪ 렙토스피라증    ⑫ 브루셀라증
   ⑬ 탄저    ⑭ 공수병    ⑮ 신증후군 출혈열
   ⑯ 인플루엔자    ⑰ 후천성 면역결핍증 (AIDS)    ⑱ 매독
   ⑲ 크로이츠펠트 - 야콥병 (CJD) 및 변종 크로이츠펠트 - 야콥병 (vCJD)

(5) "제4군 감염병"이란 국내에서 새롭게 발생하였거나 발생할 우려가 있는 감염병 또는 국내 유입이 우려되는 해외 유행감염병으로서 보건복지부령으로 정하는 감염병을 말한다.

| ① 페스트 | ② 황열 | ③ 뎅기열 |
| --- | --- | --- |
| ④ 바이러스성 출혈열 | ⑤ 두창 | ⑥ 보툴리눔독소증 |
| ⑦ 중증 급성 호흡기 증후군 | ⑧ 조류 인프루엔자 감염증 | ⑨ 신종 인플루엔자 |
| ⑩ 야토병 | ⑪ 큐열 | ⑫ 웨스트나일열 |
| ⑬ 신종 감염병 증후군 | ⑭ 라임병 | ⑮ 진드기매개뇌염 |
| ⑯ 유비저 | ⑰ 치쿤구니야열 | |

(6) "제5군 감염병"이란 기생충에 감염되어 발생하는 감염병으로서 정기적인 조사를 통한 감시가 필요하여 보건복지부령으로 정하는 감염병을 말한다.

| ① 회충증 | ② 편충증 | ③ 요충증 |
| --- | --- | --- |
| ④ 간흡충증 | ⑤ 폐흡충증 | ⑥ 장흡충증 |

(7) "지정 감염병"이란 제1군 감염병부터 제5군 감염병까지의 감염병 외에 유행 여부를 조사하기 위하여 감시 활동이 필요하여 보건복지부장관이 지정하는 감염병을 말한다.

(8) "세계보건기구 감시대상감염병"이란 세계보건기구가 국제공중보건의 비상사태에 대비하기 위하여 감시대상으로 정한 질환으로서 보건복지부장관이 고시하는 감염병을 말한다.

(9) "생물테러감염병"이란 고의 또는 테러 등을 목적으로 이용된 병원체에 의하여 발생된 감염병 중 보건복지부장관이 고시하는 감염병을 말한다.

(10) "성매개 감염병"이란 성접촉을 통하여 전파되는 감염병 중 보건복지부장관이 고시하는 감염병을 말한다.

(11) "인수공통감염병"이란 동물과 사람 간에 서로 전파되는 병원체에 의하여 발생되는 감염병 중 보건복지부장관이 고시하는 감염병을 말한다.

(12) "의료관련감염병"이란 환자나 임산부 등이 의료 행위를 적용받는 과정에서 발생한 감염병으로서 감시 활동이 필요하여 보건복지부장관이 고시하는 감염병을 말한다.

(13) "감염병 환자"란 감염병의 병원체가 인체에 침입하여 증상을 나타내는 사람으로서 제11조 제(5)항의 진단 기준에 따른 의사 또는 한의사의 진단이나 보건복지부령으로 정하는 기관의 실험실 검사를 통하여 확인된 사람을 말한다.

### 감염병의 병원체를 확인할 수 있는 기관의 종류

- 질병관리본부
- 국립검역소
- 보건환경연구원
- 보건소
- 진단검사의학과 전문의가 상근하는 의료기관
- 의과대학
- 대한결핵협회(시·도지부 포함)
- 한센병환자 등의 치료와 재활을 지원할 목적으로 설립된 기관(시·도지부 포함)

(14) "감염병 의사환자"란 감염병 병원체가 인체에 침입한 것으로 의심이 되나 감염병 환자로 확인되기 전 단계에 있는 사람을 말한다.

(15) "병원체보유자"란 임상적인 증상은 없으나 감염병 병원체를 보유하고 있는 사람을 말한다.

(16) "감시"란 감염병 발생과 관련된 자료 및 매개체에 대한 자료를 체계적이고 지속적으로 수집, 분석 및 해석하고, 그 결과를 제때에 필요한 사람에게 배포하여 감염병 예방 및 관리에 사용하도록 하는 일체의 과정을 말한다.

(17) "역학조사"란 감염병환자, 감염병의사환자 또는 병원체 보유자 (이하 "감염병환자 등"이라 한다)가 발생한 경우 감염병의 차단과 확산 방지 등을 위하여 감염병환자 등의 발생 규모를 파악하고 감염원을 추적하는 등의 활동과 감염병 예방접종 후 이상반응 사례가 발생한 경우 그 원인을 규명하기 위하여 하는 활동을 말한다.

(18) "예방접종 후 이상반응"이란 예방접종 후 그 접종으로 인하여 발생할 수 있는 모든 증상 또는 질병으로서 해당 예방접종과 시간적 관련성이 있는 것을 말한다.

(19) "고위험병원체"란 생물 테러의 목적으로 이용되거나 사고 등에 의하여 외부에 유출될 경우 국민건강에 심각한 위험을 초래할 수 있는 감염병병원체로서 보건복지부령으로 정하는 것을 말한다.

\* 고위험 병원체의 종류는 별표 1과 같다.

### ▣ 다른 법률과의 관계 (제3조)

- 감염병의 예방 및 관리에 관하여는 다른 법률에 특별한 규정이 있는 경우를 제외하고는 이 법에 따른다.

### ▣ 국가 및 지방자치단체의 책무 (제4조)

(1) 국가 및 지방자치단체는 감염병 환자 등의 인간으로서의 존엄과 가치를 존중하고 그 기본적 권리를 보호하며, 법률에 따르지 아니하고는 취업 제한 등의 불이익을 주어서는 아니 된다.

(2) 국가 및 지방자치단체는 감염병의 예방 및 관리를 위하여 다음 각 호의 사업을 수행하여야 한다.
① 감염병의 예방 및 방역대책
② 감염병환자 등의 진료 및 보호
③ 감염병 예방을 위한 예방접종 계획의 수립 및 시행
④ 감염병에 관한 교육 및 홍보
⑤ 감염병에 관한 정보의 수집·분석 및 제공
⑥ 감염병에 관한 조사·연구
⑦ 감염병 병원체 검사·보존·관리 및 약제내성 감시
⑧ 감염병 예방을 위한 전문인력의 양성
⑨ 감염병 관리 정보교류 등을 위한 국제협력
⑩ 감염병의 치료 및 예방을 위한 약품 등의 비축
⑪ 감염병 관리사업의 평가
⑫ 기후 변화에 따른 감염병 발생 조사·연구 및 예방대책 수립
⑬ 한센병의 예방 및 진료업무를 수행하는 법인 또는 단체에 대한 지원

### ▣ 의료인 등의 책무 (제5조)

- 의료인, 의료기관 및 의료인 단체는 국가와 지방자치단체가 수행하는 감염병의 발생 감시 및 예방·관리 및 역학조사 업무에 적극 협조하여야 한다.

### ▣ 국민의 책무와 권리 (제6조)

(1) 국민은 국가와 지방자치단체의 감염병 예방 및 관리를 위한 활동에 적극 협조하여야 한다.
(2) 국민은 감염병 발생 상황, 감염병 예방 및 관리 등에 관한 정보와 대응방법을 알 권리가 있다.

# 제2장 기본계획 및 사업

## ▣ 감염병 예방 및 관리 계획의 수립 등 (제7조)

(1) 보건복지부장관은 감염병의 예방 및 관리에 관한 기본계획을 5년마다 수립·시행하여야 한다.
(2) 기본계획에는 다음 각 호의 사항이 포함되어야 한다.
　① 감염병 예방·관리의 기본목표 및 추진방향
　② 주요 감염병의 예방·관리에 관한 사업 계획 및 추진방법
　③ 전문인력의 양성 및 감염병 위기대응 역량의 강화 방안
　④ 감염병 통계 및 정보의 관리 방안
　⑤ 그 밖에 감염병의 예방 및 관리에 필요한 사항
(3) 특별시장·광역시장·도지사·특별자치도지사와 시장·군수·구청장은 기본계획에 따라 시행계획을 수립·시행하여야 한다.
(4) 보건복지부장관, 시·도지사 또는 시장·군수·구청장은 기본계획이나 제(3)항에 따른 시행계획의 수립·시행에 필요한 자료의 제공 등을 관계행정기관 또는 단체에 요청할 수 있다.
(5) 요청받은 관계행정기관 또는 단체는 특별한 사유가 없으면 이에 따라야 한다.

## ▣ 감염병관리사업지원기구의 운영 (제8조)

(1) 보건복지부장관 및 시·도지사는 제7조에 따른 기본계획 및 시행계획의 시행과 국제협력 등의 업무를 지원하기 위하여 민간전문가로 구성된 감염병관리사업지원기구를 둘 수 있다.
(2) 국가 및 지방자치단체는 감염병관리사업지원기구의 운영 등에 필요한 예산을 지원할 수 있다.
(3) 제(1)항 및 제(2)항에 따른 감염병관리사업지원기구의 설치·운영 및 지원 등에 필요한 사항은 대통령령으로 정한다.

## ▣ 감염병관리위원회 (제9조)

(1) 감염병의 예방 및 관리에 관한 주요 시책을 심의하기 위하여 보건복지부에 감염병관리위원회를 둘 수 있다.
(2) 위원회는 다음 각 호의 사항을 심의한다.
　① 기본계획의 수립
　② 감염병 관련 의료 제공
　③ 감염병에 관한 조사 및 연구
　④ 감염병의 예방·관리 등에 관한 지식 보급 및 감염병 환자 등의 인권증진
　⑤ 제20조에 따른 해부명령에 관한 사항
　⑥ 제32조 제(2)항에 따른 예방접종의 실시기준과 방법에 관한 사항
　⑦ 제34조에 따른 감염병 위기관리 대책의 수립 및 시행
　⑧ 제40조 제(1)항 및 제(2)항에 따른 예방·치료의약품 및 장비 등의 사전 비축, 장기구매 및 생산에 관한 사항
　⑨ 제71조에 따른 예방접종 등으로 인한 피해에 대한 국가보상에 관한 사항

⑩ 그 밖에 감염병의 예방 및 관리에 관한 사항으로서 위원장이 위원회의 회의에 부치는 사항

■ 위원회의 구성 (제10조)
(1) 위원회는 위원장 1명과 부위원장 1명을 포함하여 20명 이내의 위원으로 구성한다.
(2) 위원장은 보건복지부차관이 되고, 부위원장은 위원 중에서 위원장이 지명하며, 위원은 다음 각 호의 어느 하나에 해당하는 사람 중에서 보건복지부장관이 임명하거나 위촉하는 사람으로 한다.
　① 감염병의 예방 또는 관리업무를 담당하는 공무원
　② 감염병을 전공한 의료인
　③ 감염병과 관련된 전문지식을 소유한 사람
　④ 비영리 민간단체가 추천하는 사람
　⑤ 그 밖에 감염병에 관한 지식과 경험이 풍부한 사람
(3) 위원회의 업무를 효율적으로 수행하기 위하여 위원회의 위원과 외부전문가로 구성되는 분야별 전문위원회를 둘 수 있다.
(4) 감염병관리위원회 위원의 임무 및 임기 (시행령 제2조)
　① 위원장은 위원회를 대표하고 위원회의 사무를 총괄한다.
　② 위원회 부위원장은 위원장을 보좌하며, 위원장이 부득이한 사유로 직무를 수행할 수 없을 때에는 그 직무를 대행한다.
　③ 위원회 위원 중 위촉위원의 임기는 2년으로 한다.
　④ 위원회 위원의 자리가 빈 경우 그 보궐위원의 임기는 전임위원 임기의 남은 기간으로 한다.
(5) 회의 (시행령 제3조)
　① 위원회의 회의는 보건복지부장관 또는 위원 과반수가 요구하거나 위원장이 필요하다고 인정할 때에 소집한다.
　② 위원회의 회의는 재적위원 과반수의 출석으로 개의하고 출석위원 과반수의 찬성으로 의결한다.
　③ 위원회 위원장은 위원회에서 의결된 사항을 보건복지부장관에게 보고하여야 한다.
　④ 위원회는 그 업무 수행에 필요하다고 인정할 때에는 관계공무원 또는 관계전문가를 위원회에 출석하게 하여 그 의견을 들을 수 있다.
(6) 간사 (시행령 제4조)
　- 위원회의 사무 처리를 위하여 위원회에 간사 1명을 두며, 간사는 보건복지부 소속공무원 중에서 위원장이 임명한다.
(7) 수당의 지급 등 (시행령 제5조)
　- 위원회의 회의에 출석한 위원에게 예산의 범위에서 수당과 여비를 지급할 수 있다. 다만, 공무원인 위원이 그 소관 업무와 직접 관련하여 출석하는 경우에는 그러하지 아니하다.
(8) 전문위원회의 구성 (시행령 제7조)
　① 법 제10조 제(3)항에 따라 위원회에 다음 각 호의 분야별 전문위원회를 둔다.
　　a. 예방접종전문위원회
　　b. 예방접종피해보상전문위원회
　　c. 후천성 면역결핍증전문위원회

d. 결핵전문위원회
e. 역학조사전문위원회
f. 인수공통감염전문위원회
g. 감염병위기관리대책전문위원회
② 전문위원회는 각각 위원장 1명을 포함한 15명 이내의 위원으로 구성한다.
③ 전문위원회위원장은 위원회위원 중에서 위원회의 위원장이 임명한다.
④ 전문위원회위원은 위원회위원 중에서 위원회위원장이 임명하거나 관련 학회와 단체 또는 위원회 위원의 추천을 받아 위원회의 위원장이 위촉한다.

(9) 전문위원회의 회의 및 운영 (시행령 제8조)
① 전문위원회의 회의는 위원회위원장 또는 전문위원회위원 과반수가 요구하거나 전문위원회위원장이 필요하다고 인정할 때에 소집한다.
② 전문위원회의 회의는 재적위원 과반수의 출석으로 개의하고 출석위원 과반수의 찬성으로 의결한다.
③ 전문위원회위원장은 전문위원회에서 심의·의결한 사항을 지체 없이 위원회위원장에게 보고하여야 한다.
④ 이 영에서 규정한 사항 외에 전문위원회의 운영에 필요한 사항은 전문위원회의 의결을 거쳐 전문위원회위원장이 정한다.

# 제3장　신고 및 보고

## ■ 의사 등의 신고 (제11조)

(1) 의사나 한의사는 다음 각 호의 어느 하나에 해당하는 사실 (제16조 제(5)항에 따라 표본감시대상이 되는 감염병으로 인한 경우는 제외한다)이 있으면 소속 의료기관의 장에게 보고하여야 하고, 해당 환자와 그 동거인에게 보건복지부장관이 정하는 감염방지 방법 등을 지도하여야 한다. 다만, 의료기관에 소속되지 아니한 의사 또는 한의사는 그 사실을 관할 보건소장에게 신고하여야 한다.
① 감염병 환자 등을 진단하거나 그 사체를 검안한 경우
② 예방접종 후 이상반응자를 진단하거나 그 사체를 검안한 경우
③ 감염병 환자 등이 제1군 감염병부터 제4군 감염병까지 해당하는 감염병으로 사망한 경우

(2) 제(1)항에 따라 보고를 받은 의료기관의 장은 제1군 감염병부터 제4군 감염병까지의 경우에는 지체없이, 제5군 감염병 및 지정 감염병의 경우에는 7일 이내에 관할 보건소장에게 신고하여야 한다.

(3) 육군, 해군, 공군 또는 국방부 직할 부대에 소속된 군의관은 제(1)항 각 호의 어느 하나에 해당하는 사실 (표본감시대상이 되는 감염병으로 인한 경우는 제외)이 있으면 소속부대장에게 보고하여야 하고, 보고를 받은 소속부대장은 관할 보건소장에게 지체없이 신고하여야 한다.

(4) 감염병표본감시기관은 표본감시대상이 되는 감염병으로 인하여 제(1)항 제①호 또는 제③호에 해당하는 사실이 있으면 보건복지부령으로 정하는 바에 따라 보건복지부장관 또는 관할 보건소장에게 신고하여야 한다.

(5) 제(1)항부터 제(4)항까지의 규정에 따른 감염병환자 등의 진단 기준, 신고의 방법 및 절차 등에 관하여 필요한 사항은 보건복지부령으로 정한다.

## ▣ 그 밖의 신고의무자 (제12조)

(1) 다음 각 호의 어느 하나에 해당하는 사람은 제1군 감염병 감염병환자 등 또는 제1군 감염병이나 그 의사증으로 인한 사망자가 있을 경우와 제2군 감염병부터 제4군 감염병까지에 해당하는 감염병 중 보건복지부령으로 정하는 감염병이 발생한 경우에는 의사나 한의사의 진단이나 검안을 요구하거나 해당 주소지를 관할하는 보건소장에게 신고하여야 한다.
① 일반가정에서는 세대를 같이하는 세대주, 다만, 세대주가 부재 중인 경우에는 그 세대원
② 학교, 병원, 관공서, 회사, 공연장, 예배 장소, 선박·항공기·열차 등 운송수단, 각종 사무소·사업소, 음식점, 숙박업소 또는 그 밖에 여러 사람이 모이는 장소의 관리인, 경영자 또는 대표자

*그 밖의 신고대상 감염병
법 제12조 제(1)항 각 호 외의 부분 중에서 "보건복지부령으로 정하는 감염병"이란 다음 각 호의 감염병을 말한다.
1. 홍역  2. 결핵

(2) 제(1)항에 따른 신고 의무자가 아니더라도 감염병환자 등 또는 감염병으로 인한 사망자로 의심되는 사람을 발견하면 보건소장에게 알려야 한다.

(3) 신고 방법 (시행규칙 제9조)
- 서면, 구두, 전보, 전화 또는 컴퓨터 통신으로 다음의 사항을 보건소장에게 신고하거나 알려야 한다.
① 신고인의 성명, 주소, 감염병환자 등 또는 사망자와의 관계
② 감염병환자 등 또는 사망자의 성명, 주소 및 직업
③ 감염병환자 등 또는 사망자의 주요 증상 및 발병일

## ▣ 보건소장 등의 보고 (제13조)

(1) 신고를 받은 보건소장은 그 내용을 관할 특별자치도지사 또는 시장·군수·구청장에게 보고하여야 하며, 보고를 받은 특별자치도지사 또는 시장·군수·구청장은 이를 보건복지부장관 및 시·도지사에게 각각 보고하여야 한다.

(2) 보고의 기간
① 제1군 감염병 내지 제4군 감염병 또는 예방접종 후 이상 반응 : 신고 또는 보고 받은 후 지체없이 신고
② 제5군 감염병 및 지정 감염병 : 매주 1회

## ▣ 인수공통감염병의 통보 (제14조)

(1) 「가축감염병예방법」 제11조 제(1)항 제2호에 따라 신고를 받은 특별자치도지사 (특별자치도의 동 지역에 한정된다)·시장 (구를 두지 아니하는 시의 시장을 말하며, 도농 복합 형태의 시에 있어서는 가축 등의 소재지가 동 지역인 경우에 한정된다)·구청장(도농 복합 형태의 시의 구에 있어서는 가축 등의 소재지가 동 지역인 경우에 한정된다)·읍장 또는 면장은 같은 법에 따른 가축감염병 중 다음 각 호의 어느 하나에 해당하는 감염병의 경우에는 즉시 질병관리본부장에게 통보하여야 한다.
① 탄저
② 고병원성 조류인플루엔자
③ 광견병
④ 그 밖에 대통령령으로 정하는 인수공통감염병

(2) 제(1)항에 따른 신고 또는 통보를 받은 행정기관의 장은 신고자의 요청이 있는 때에는 신고자의 신원을 외부에 공개하여서는 아니 된다.
(3) 그 밖의 인수공통감염병 (시행령 제9조)
- 법 제14조 제(1)항 제④호에서 "대통령령으로 정하는 인수공통감염병"이란 돼지인플루엔자 [H5 또는 H7 혈청형 바이러스 및 신종 인플루엔자A (H1N1) 바이러스만 해당한다]를 말한다.
(4) 인수공통감염병 발생 시 통보 절차 (시행규칙 제11조)
- 법 제14조 제(1)항에 따라 인수공통감염병을 통보하려는 특별자치도지사 등은 별지 제3호 서식의 인수공통감염병 의사환축 (擬似患畜) 발생신고서를 질병관리본부장에게 제출하여야 한다.

■ 감염병환자 등의 파악 및 관리 (제15조, 시행규칙 제12조)
- 보건소장은 감염병환자 등의 명부 (전자문서 포함)를 작성하고 3년간 보관하여야 하며, 예방접종 후 이상반응자의 명부를 작성하고 이를 10년간 보관하여야 한다.

# 제4장 감염병 감시 및 역학조사 등

■ 감염병 표본감시 등 (제16조)
(1) 보건복지부장관은 감염병 발생의 의과학적인 감시를 위하여 보건의료기관이나 그 밖의 기관 또는 단체를 감염병표본감시기관으로 지정할 수 있다.
(2) 보건복지부장관, 시·도지사 또는 시장·군수·구청장은 감염병표본감시기관의 장에게 감염병의 표본감시와 관련하여 필요한 자료의 제출을 요구하거나 감염병의 예방·관리에 필요한 협조를 요청할 수 있으며, 표본감시기관은 특별한 사유가 없으면 이에 따라야 한다.
(3) 보건복지부장관, 시·도지사 또는 시장·군수·구청장은 수집한 정보 중 국민건강에 관한 중요한 정보를 관련 기관·단체·시설 또는 국민들에게 제공하여야 한다.
(4) 보건복지부장관, 시·도지사 또는 시장·군수·구청장은 표본감시활동에 필요한 경비를 표본감시기관에 지원할 수 있다.
(5) 제1항에 따른 표본감시의 대상이 되는 감염병 및 표본감시기관의 지정 등에 관하여 필요한 사항은 보건복지부령으로 정한다.

  * 표본감시의 대상이 되는 감염병(시행규칙 제13조)
    ① 제3군감염병 중 인플루엔자
    ② 지정감염병
    ③ 제5군감염병

(6) 질병관리본부장은 감염병이 발생하거나 유행할 가능성이 있어 관련 정보를 확보할 긴급한 필요가 있다고 인정하는 경우 공공기관 중 대통령령으로 정하는 공공기관의 장에게 정보제공을 요구할 수 있으며, 정보제공을 요구받은 기관의 장은 정당한 사유가 없는 한 이에 따라야 한다.

  * 제공 정보의 내용(시행령 제11조)
    ① 감염병환자, 감염병의사환자 또는 병원체보유자의 성명·주민등록번호·성별·주소·전화번호·직업·감염병명·발병일 및 진단일

② 감염환자 등을 진단한 의료기관의 명칭·주소지·전화번호 및 의사이름

*"대통령령으로 정하는 공공기관"이란 「국민건강보험법」에 따른 건강보험심사평가원 및 국민건강보험공단을 말한다.

(7) 감염병표본감시기관의 지정 등 (시행규칙 제14조)
① 인플루엔자 : 소아과, 내과, 가정의학과, 이비인후과 진료과목이 있는 의료기관 또는 보건 의료원
② 지정감염병 : 의원, 병원 및 종합병원, 보건소 또는 지정감염병에 관한 연구 및 학술 발표 등을 목적으로 결성된 학회
③ 제5군 감염병 : 보건환경연구원, 보건소, 제5군 감염병에 관한 연구 및 학술 발표 등을 목적으로 결성된 학회, 또는 비영리 법인

## 실태조사 (제17조)

(1) 보건복지부장관은 감염병의 관리 및 감염 실태를 파악하기 위하여 실태조사를 실시할 수 있다.
(2) 실태조사 방법 및 절차 등 (시행규칙 제15조)
  ① 실태조사에 포함되어야 할 사항
    a. 감염병환자 등의 분포, 임상적인 증상, 실험실 진단 결과 등
    b. 감염병환자 등의 진료 정보 등
    c. 국내외 감염병 관련 각종 문헌
  ② 실태조사의 방법
    a. 감염병환자 등에 대한 설문조사 및 검체 검사
    b. 의료기관의 진료기록부 등에 대한 자료조사
    c. 국민건강보험 및 의료급여 청구 명세 등에 대한 자료조사
    d. 일반국민에 대한 표본설문조사 및 검체검사
  ③ 질병관리본부장은 법 제17조에 따른 실태조사를 전문연구기관·단체나 관계전문가에게 의뢰하여 실시할 수 있다.
  ④ 제①호부터 제③호까지에 규정한 사항 외에 감염병 실태조사에 필요한 사항은 질병관리본부장이 정한다.

## 역학조사 (제18조)

(1) 질병관리본부장, 시·도지사 또는 시장·군수·구청장은 감염병이 발생하여 유행할 우려가 있다고 인정하면 지체없이 역학조사를 하여야 한다.
(2) 질병관리본부장, 시·도지사 또는 시장·군수·구청장은 역학 조사를 하기 위하여 역학조사반을 각각 설치하여야 한다.
(3) 누구든지 질병관리본부장, 시·도지사 또는 시장·군수·구청장이 실시하는 역학조사를 정당한 사유 없이 거부 또는 방해하거나 회피하여서는 아니 된다.
(4) 역학조사의 내용 (시행령 제12조)
  ① 법 제18조 제(1)항에 따른 역학조사에 포함되어야 하는 내용
    a. 감염병환자 등의 인적사항
    b. 감염병환자 등의 발병일, 발병장소
    c. 감염병의 감염원인 및 감염경로

            d. 감염병환자 등에 관한 진료기록
            e. 그 밖에 감염병의 원인규명과 관련된 사항
        ② 법 제29조에 따른 역학조사에 포함되어야 하는 내용은 다음 각 호와 같다.
            a. 예방접종 후 이상반응자의 인적사항
            b. 예방접종기관, 접종일시 및 접종내용
            c. 예방접종 후 이상반응에 관한 진료기록
            d. 예방접종약에 관한 사항
            e. 그 밖에 예방접종 후 이상반응의 원인규명과 관련된 사항
    (5) 역학조사의 시기 (시행령 제13조)
        ① 질병관리본부장이 역학조사를 하여야 하는 경우
            a. 둘 이상의 특별시·광역시·도·특별자치도에서 역학조사가 동시에 필요한 경우
            b. 감염병 발생 및 유행 여부 또는 예방접종 후 이상반응에 관한 조사가 긴급히 필요한 경우
            c. 특별시장·광역시장·도지사·특별자치도지사의 역학조사가 불충분하였거나 불가능하다고 판단되는 경우
        ② 시·도지사 또는 시장·군수·구청장이 역학조사를 하여야 하는 경우
            a. 관할지역에서 감염병이 발생하여 유행할 우려가 있는 경우
            b. 관할지역 밖에서 감염병이 발생하여 유행할 우려가 있는 경우로서 그 감염병이 관할구역과 역학적 연관성이 있다고 의심되는 경우
            c. 관할지역에서 예방접종 후 이상반응 사례가 발생하여 그 원인규명을 위한 조사가 필요한 경우
    (6) 역학조사의 방법 (시행령 제14조)
        - 법 제18조 제(1)항 및 제29조에 따른 역학조사의 방법은 별표 1과 같다.
    (7) 역학 조사반의 구성 (시행령 제15조)
        ① 법 제18조 제(1)항 및 제29조에 따른 역학조사를 하기 위하여 질병관리본부에 중앙역학조사반을 두고, 시·도에 시·도 역학조사반을 두며, 시·군·구에 시·군·구 역학 조사반을 둔다.
        ② 중앙역학조사반은 30명 이내, 시·도역학 조사반 및 시·군·구 역학 조사반은 각각 20명 이내의 반원으로 구성한다.
        ③ 역학조사반원은 다음 각 호의 어느 하나에 해당하는 사람 중에서 질병관리본부장, 시·도지사 및 시장·군수·구청장이 각각 임명하거나 위촉한다.
            a. 방역, 역학조사 또는 예방접종 업무를 담당하는 공무원
            b. 법 제60조 제(2)항에 따른 역학조사관
            c. 「농어촌 등 보건의료를 위한 특별조치법」에 따라 채용된 공중보건의사
            d. 「의료법」 제2조 제(1)항에 따른 의료인
            e. 그 밖에 감염병 등과 관련된 분야의 전문가
        ④ 역학조사반은 감염병 분야와 예방접종 후 이상반응 분야로 구분하여 운영하되, 분야별 운영에 필요한 사항은 질병관리본부장이 정한다.
    (8) 역학조사반의 임무 (시행령 제16조)
        ① 중앙역학조사반
            a. 역학조사 계획의 수립, 시행 및 평가

b. 역학조사의 실시 기준 및 방법의 개발
c. 시·도 역학조사반 및 시·군·구 역학조사반에 대한 교육·훈련
d. 감염병에 대한 역학적인 연구
e. 감염병의 발생·유행사례 및 예방접종 후 이상반응의 발생사례 수집, 분석 및 제공
f. 시·도 역학조사반에 대한 기술지도 및 평가
② 시·도 역학 조사반
a. 관할지역 내 역학조사 계획의 수립, 시행 및 평가
b. 관할지역 내 역학조사의 세부 실시 기준 및 방법의 개발
c. 중앙역학조사반에 관할지역 역학조사 결과 보고
d. 관할지역 감염병의 발생·유행사례 및 예방접종 후 이상반응의 발생 사례수집, 분석 및 제공
e. 시·군·구 역학조사반에 대한 기술지도 및 평가
③ 역학 조사반
a. 관할지역 역학조사 계획의 수립 및 시행
b. 시·도 역학조사반에 관할지역 역학조사 결과 보고
c. 관할지역 감염병의 발생·유행사례 및 예방접종 후 이상반응의 발생사례 수집, 분석 및 제공

## ■ 건강진단 (제19조)

- 성매개감염병의 예방을 위하여 종사자의 건강진단이 필요한 직업으로 보건복지부령으로 정하는 직업에 종사하는 자와 성매개감염병에 감염되어 그 감염을 매개할 상당한 우려가 있다고 시장·군수·구청장이 인정한 자는 보건복지부령으로 정하는 바에 따라 성매개감염병에 관한 건강진단을 받아야 한다.

## ■ 해부명령 (제20조)

(1) 질병관리본부장은 국민 건강에 중대한 위협을 미칠 우려가 있는 감염병으로 사망한 것으로 의심이 되어 시체를 해부하지 아니하고는 감염병 여부의 진단과 사망의 원인 규명을 할 수 없다고 인정하면 그 시체의 해부를 명할 수 있다.
(2) 해부를 하려면 미리 연고자의 동의를 받아야 한다. 다만, 소재불명 및 연락두절 등 미리 연고자의 동의를 받기 어려운 특별한 사정이 있고 해부가 늦어질 경우 감염병 예방과 국민건강의 보호라는 목적을 달성하기 어렵다고 판단되는 경우에는 연고자의 동의를 받지 아니하고 해부를 명할 수 있다.
(3) 질병관리본부장은 감염병 전문의, 해부학, 병리학 또는 법의학을 전공한 사람을 해부를 담당하는 의사로 지정하여 해부를 하여야 한다.
(4) 해부는 사망자가 걸린 것으로 의심되는 감염병의 종류별로 보건복지부장관이 정하여 고시한 생물학적 안전 등급을 갖춘 시설에서 실시하여야 한다.
(5) 해부를 담당하는 의사의 지정, 감염병 종류별로 갖추어야 할 시설의 기준, 해당 시체의 관리 등에 관하여 필요한 사항은 보건복지부령으로 정한다.
(6) 해부시설 기준 등 (시행규칙 제17조)
① 법 제20조 제(5)항에 따라 감염병 종류별로 갖추어야 할 시설의 기준이란 크로이츠펠트-야콥병 (CJD) 및 변종크로이츠펠트-야콥병 (vCJD)의 경우 「유전자변형생물체의 국가간 이동 등에 관한 법률 시행령」 제23조 제(1)항에 따른 안전관리등급 2등급에 해당하는 연구시설을 말한다.

② 법 제20조 제(5)항에 따른 시체의 관리방법은 다음 각 호와 같으며, 그 밖의 세부 사항은 질병관리본부장이 정한다.
　　a. 시체의 이동이나 보관 시 시체 및 시체의 일부가 외부에 노출되지 않도록 밀봉할 것
　　b. 해부를 통해 외부로 배출된 시체의 체액으로 인한 오염에 주의할 것
　　c. 시체 취급 시 일회용 마스크, 가운, 장갑 등 개인보호장구를 착용할 것
　　d. 크로이츠펠트-야콥병 (CJD) 및 변종크로이츠펠트-야콥병 (vCJD)으로 사망한 시체의 장례 시 작업장과 관계자의 안전을 확보할 것

# 제5장　고위험병원체

### ■ 고위험병원체의 분리 및 이동 신고 (제21조)

(1) 감염병환자, 식품, 동식물, 그 밖의 환경 등으로부터 고위험병원체를 분리하거나 이미 분리된 고위험병원체를 이동하려는 자는 지체없이 고위험병원체의 명칭, 분리된 검체명, 분리일시 또는 이동계획을 보건복지부장관에게 신고하여야 한다.
(2) 제(1)항에 따른 신고의 방법 및 절차 등 필요한 사항은 보건복지부령으로 정한다.

### ■ 고위험병원체의 반입 허가 등 (제22조)

(1) 감염병의 진단 및 학술연구 등을 목적으로 고위험병원체를 국내로 반입하려는 자는 대통령령으로 정하는 요건을 갖추어 보건복지부장관의 허가를 받아야 한다.
(2) 허가받은 사항을 변경하려는 자는 보건복지부장관의 허가를 받아야 한다. 다만, 대통령령으로 정하는 경미한 사항을 변경하려는 경우에는 보건복지부장관에게 신고하여야 한다.
　　* "대통령령으로 정하는 경미한 사항"이란 다음 각 호의 사항을 말한다.
　　　① 고위험 병원체의 반입 허가를 받은 자의 성명(법인인 경우에는 명칭을 말한다) 및 주소
　　　② 고위험 병원체 전담관리자의 성명 및 소속
(3) 제(1)항에 따라 고위험병원체의 반입 허가를 받은 자가 해당 고위험병원체를 인수하여 이동하려면 대통령령으로 정하는 바에 따라 그 인수 장소를 지정하고 제21조 제(1)항에 따라 이동계획을 보건복지부장관에게 미리 신고하여야 함.
(4) 고위험병원체의 반입 허가 요건 (시행령 제17조)
　　- 고위험병원체의 반입 허가를 받으려는 자는 다음 각 호의 요건을 모두 갖추어야 한다.
　　① 안전관리 등급별로 허가를 받거나 신고를 한 연구시설을 설치·운영할 것
　　② 고위험병원체의 안전한 수송 및 비상조치 계획을 수립할 것
　　③ 고위험 병원체 전담관리자를 둘 것

### ■ 고위험병원체의 안전관리 (제23조)

(1) 고위험병원체를 검사, 보존, 관리 및 이동하려는 자는 그 검사, 보존, 관리 및 이동에 필요한 시설 및 장비 등에 대하여 보건복지부령으로 정하는 안전관리 기준을 지켜야 한다.

(2) 보건복지부장관은 안전관리 기준을 지키고 있는지 여부 등을 점검할 수 있다.
(3) 고위험병원체의 안전관리 기준 등 (시행규칙 제21조)
① 법 제23조 제(1)항에 따라 고위험병원체를 검사, 보존, 관리 및 이동하려는 자가 지켜야 하는 안전관리 기준은 다음 각 호와 같으며, 그 밖의 세부사항은 질병관리본부장이 정한다.
    a. 안전관리 등급별로 허가를 받거나 신고를 한 연구시설을 설치 · 운영할 것
    b. 고위험병원체의 보존 시에는 별표 4에 따른 고위험병원체 보존관리 방법을 준수할 것
    c. 별지 제14호 서식의 고위험병원체 관리대장을 작성하여 갖추어 둘 것
    d. 고위험병원체의 폐기는 고압증기멸균 (高壓蒸氣滅菌) 등의 방법으로 할 것
② 고위험병원체를 보존 · 관리하는 기관의 장은 매 6개월마다 별지 제15호 서식의 고위험병원체 보존현황신고서 (전자문서로 된 신고서를 포함한다)를 질병관리본부장에게 제출하여야 한다.

# 제6장 예방접종

## ▣ 정기예방접종 (제24조)

- 특별자치도지사 또는 시장 · 군수 · 구청장이 (1)에서 (3) 주관
(1) 다음 각 호의 질병에 대하여 관할 보건소를 통하여 정기예방접종을 실시
    ① 디프테리아      ② 폴리오      ③ 백일해
    ④ 홍역      ⑤ 파상풍      ⑥ 결핵
    ⑦ B형 간염      ⑧ 유행성 이하선염      ⑨ 풍진
    ⑩ 수두      ⑪ 일본뇌염
    ⑫ 그 밖에 보건복지부장관이 감염병의 예방을 위하여 필요하다고 인정하여 지정하는 감염병
(2) 정기예방접종 업무를 의료기관에 위탁할 수 있다.
(3) 정기예방접종 대상 아동 부모에게 보건복지부령으로 정하는 바에 따라 정기예방접종을 사전에 알려야 한다. 이 경우 「개인정보 보호법」 제24조에 따른 고유식별정보를 처리할 수 있다. 〈신설 2012. 5. 23〉

## ▣ 임시예방접종 (제25조)

- 특별자치도지사 또는 시장 · 군수 · 구청장은 다음 각 호의 어느 하나에 해당하면 관할 보건소를 통하여 임시예방접종을 실시하여야 한다.
(1) 보건복지부장관이 감염병 예방을 위하여 특별자치도지사 또는 시장 · 군수 · 구청장에게 예방접종을 실시할 것을 요청한 경우
(2) 특별자치도지사 또는 시장 · 군수 · 구청장이 감염병 예방을 위하여 예방접종이 필요하다고 인정하는 경우

## ▣ 예방접종 업무의 위탁 (시행령 제20조)

(1) 특별자치도지사 또는 시장 · 군수 · 구청장은 법 제24조 제(2)항 및 제25조 제(2)항에 따라 보건소에서 시행하기 어렵거나 보건소를 이용하기 불편한 주민 등에 대한 예방접종 업무를 「의료법」 제3조에 따른 종합병원, 병원, 요양병원 (의사가 의료행위를 하는 곳만 해당한다) 또는 의원 중에서 특별자치도지사 또는 시장 · 군수 · 구청장이 지정하는 의료기관에 위탁할 수 있다. 이 경우 특별자치도지사 또는 시장 · 군

수 · 구청장은 위탁한 기관을 공고하여야 한다.
(2) 제(1)항에 따라 예방접종 업무를 위탁한 경우의 예방접종 비용산정 및 비용상환 절차 등에 관하여 필요한 사항은 보건복지부장관이 정하여 고시한다.

### ▣ 예방접종의 공고 (제26조)

- 특별자치도지사 또는 시장 · 군수 · 구청장은 임시예방접종을 할 경우에는 예방접종의 일시 및 장소, 예방접종의 종류, 예방접종을 받을 사람의 범위를 정하여 미리 공고, 다만, 예방접종의 실시기준 등이 변경될 경우에는 그 변경 사항을 미리 공고하여야 한다.

### ▣ 예방접종증명서 (제27조)

(1) 특별자치도지사 또는 시장 · 군수 · 구청장은 정기예방접종 또는 임시예방접종을 받은 사람에게 보건복지부령으로 정하는 바에 따라 예방접종 증명서를 발급하여야 한다.
(2) 특별자치도지사나 시장 · 군수 · 구청장이 아닌 자가 이 법에 따른 예방접종을 한 때에는 해당 예방접종을 한 자로 하여금 예방접종증명서를 발급하게 할 수 있다.
(3) 예방접종증명서는 전자문서를 이용하여 발급할 수 있다.

### ▣ 예방접종 기록의 보존 및 보고 등 (제28조)

(1) 특별자치도지사 또는 시장 · 군수 · 구청장은 정기예방접종 및 임시예방접종을 하거나, 보고를 받은 경우에는 예방접종에 관한 기록을 작성 · 보관하여야 하고, 그 내용을 시 · 도지사 및 보건복지부장관에게 각각 보고하여야 한다.
(2) 특별자치도지사나 시장 · 군수 · 구청장이 아닌 자가 이 법에 따른 예방접종을 하면 특별자치도지사 또는 시장 · 군수 · 구청장에게 보고하여야 한다.

### ▣ 예방접종에 관한 역학조사 (제29조)

- 질병관리본부장, 시 · 도지사 또는 시장 · 군수 · 구청장은 다음 각 호의 구분에 따라 조사를 실시하고, 예방접종 후 이상반응 사례가 발생하면 그 원인을 밝히기 위하여 역학조사를 하여야 한다.
(1) **질병관리본부장** : 예방접종의 효과 및 예방접종 후 이상반응에 관한 조사
(2) **시 · 도지사 또는 시장 · 군수 · 구청장** : 예방접종 후 이상반응에 관한 조사

### ▣ 예방접종 피해조사반 (제30조)

(1) 예방접종으로 인한 질병 · 장애 · 사망의 원인규명 및 피해보상 등을 조사하고, 제3자의 고의 또는 과실 유무를 조사하기 위하여 질병관리본부에 설치하고, 설치 및 운영 등에 관한 필요한 사항은 대통령령으로 정한다.
(2) 예방접종 피해조사반의 구성 등 (시행령 제21조)
  ① 예방접종 피해조사반은 10명 이내의 반원으로 구성한다.
  ② 피해조사반원은 질병관리본부장이 소속공무원이나 다음 각 호의 어느 하나에 해당하는 사람 중에서 임명하거나 위촉한다.
    a. 예방접종 및 예방접종 후 이상반응 분야의 전문가

b. 「의료법」 제2조 제(1)항에 따른 의료인
　③ 조사내용 그 결과를 예방접종피해보상전문위원회에 보고하여야 한다.
　　　a. 시·도지사가 제출한 기초조사 결과에 대한 평가 및 보완
　　　b. 제3자의 고의 또는 과실유무조사
　　　c. 그 밖에 예방접종으로 인한 피해보상과 관련하여 예방접종피해보상전문위원회가 결정하는 사항
　④ 피해조사를 하는 피해조사반원은 보건복지부령으로 정하는 예방접종피해조사반원증을 지니고 관계인에게 보여 주어야 한다.
　⑤ 질병관리본부장은 피해조사반원에게 예산의 범위에서 피해조사 활동에 필요한 수당과 여비를 지급할 수 있다.
　⑥ 피해조사반의 운영에 관한 세부사항은 예방접종피해보상전문위원회의 의결을 거쳐 질병관리본부장이 정한다.

## ▣ 예방접종 완료 여부의 확인 (제31조)

(1) 특별자치도지사 또는 시장·군수·구청장은 초등학교와 중학교의 장에게 예방접종 완료 여부에 대한 검사기록을 제출하도록 요청할 수 있다.
(2) 특별자치도지사 또는 시장·군수·구청장은 유치원의 장과 어린이집의 원장에게 영유아의 예방접종 여부를 확인하도록 요청할 수 있다.
(3) 특별자치도지사 또는 시장·군수·구청장은 제출기록 및 확인결과를 확인하여 예방접종을 끝내지 못한 영유아, 학생 등이 있으면 그 영유아 또는 학생 등에게 예방접종을 실시하여야 한다.

## ▣ 예방접종의 실시주간 및 실시기준 등 (제32조)

(1) 보건복지부장관은 국민의 예방접종에 대한 관심을 높여 감염병에 대한 예방접종을 활성화하기 위하여 예방접종 주간을 설정할 수 있다.
(2) 예방접종의 실시기준과 방법 등에 관하여 필요한 사항은 보건복지부령으로 정한다.
(3) 예방접종의 실시기준과 방법 (시행규칙 제26조)
　- 법 제32조 제(2)항에 따른 예방접종의 실시기준과 방법 등에 관한 사항은 「약사법」 제58조 제1호에 따른 용법 및 용량 등을 따르되, 예방접종의 실시대상·시기 및 주의사항은 영 제7조 제1항 제1호에 따른 예방접종전문위원회의 심의를 거쳐 보건복지부장관이 고시한다.

## ▣ 예방접종약품의 계획 생산 (제33조)

(1) 보건복지부장관은 예산의 범위에서 감염병의 예방접종에 필요한 수량의 예방접종약품을 미리 계산하여 의약품제조업자에게 생산하게 할 수 있으며, 예방접종약품을 연구하는 자 등을 지원할 수 있다.
(2) 보건복지부장관은 보건복지부령으로 정하는 바에 따라 제(1)항에 따른 예방접종약품의 생산에 드는 비용의 전부 또는 일부를 해당 의약품제조업자에게 미리 지급할 수 있다.
(3) 예방접종약품의 계획 생산 (시행규칙 제27조)
　① 질병관리본부장이 의약품제조업자로 하여금 예방접종약을 미리 생산하게 할 수 있는 경우는 다음 각 호와 같다.
　　　a. 예방접종약품의 원료를 외국으로부터 수입하여야 하는 경우

b. 시범접종에 사용할 목적으로 생산하게 하는 경우
c. 예방접종약품의 생산기간이 6개월 이상 걸릴 경우
d. 예방접종약품의 국내 공급이 부족하다고 판단될 경우
② 질병관리본부장은 예방접종약품의 생산에 드는 비용을 다음 각 호의 구분에 따라 의약품제조업자에게 미리 지급할 수 있다.
a. 원료의 수입에 드는 금액의 전액
b. 예방접종약품의 제조에 드는 금액의 전액
c. 예방접종약품의 제조에 드는 금액의 2분의 1

## 제7장  감염 전파의 차단 조치

### ■ 감염병 위기관리 대책의 수립·시행 (제34조)

(1) 보건복지부장관은 감염병의 확산으로 인한 재난상황에 대처하기 위하여 위원회의 심의를 거쳐 감염병 위기관리 대책을 수립·시행하여야 한다.
(2) 감염병 위기관리 대책에는 다음 각 호의 사항이 포함되어야 한다.
  ① 재난상황 발생현장 대응체계 및 기관별 역할
  ② 재난상황의 판단 및 의사결정체계
  ③ 대량 의료지원 등 의료용품의 비축 방안 및 조달 방안
  ④ 재난상황별 국민 행동요령 등 교육·훈련 방안
  ⑤ 그 밖에 재난상황의 극복을 위하여 필요하다고 보건복지부장관이 인정하는 사항
(3) 감염병 위기관리 대책의 수립 및 시행 등에 필요한 사항은 대통령령으로 정함.
(4) 감염병 위기관리 대책 수립 절차 등 (시행령 제22조)
  ① 보건복지부장관은 감염병 위기관리 대책을 수립하기 위하여 관계 행정기관, 지방자치단체 및 「공공기관의 운영에 관한 법률」제4조에 따른 공공기관 등에 자료의 제출을 요청할 수 있다.
  ② 보건복지부장관은 수립한 감염병 위기관리 대책을 관계 중앙행정기관의 장에게 통보하여야 한다.

### ■ 시·도별 감염병 위기관리 대책의 수립 등 (제35조)

(1) 보건복지부장관은 수립한 감염병 위기관리 대책을 시·도지사에게 알려야 한다.
(2) 시·도지사는 통보된 감염병 위기관리 대책에 따라 시·도별 감염병 위기관리 대책을 수립·시행하여야 한다.

### ■ 감염병관리기관의 지정 등 (제36조)

(1) 시·도지사 또는 시장·군수·구청장은 의료기관을 감염병관리기관으로 지정할 수 있다.
  ＊ 지정 가능 의료기관: 「의료법」제3조 제(2)항제③호에 따른 병원 및 종합병원 (시행규칙 제28조)
(2) 감염병관리기관의 장은 감염병을 예방하고, 감염병 환자 등을 진료하는 시설 감염병 관리시설을 설치하여야 한다.

(3) 시·도지사 또는 시장·군수·구청장은 감염병 관리시설의 설치 및 운영에 드는 비용을 지원하여야 한다.

(4) 감염병관리기관이 아닌 의료기관이 감염병 관리시설을 설치·운영하려면 특별자치도지사 또는 시장·군수·구청장에게 신고하여야 한다.

(5) 감염병관리기관이 아닌 의료기관의 감염병관리 시설의 설치 (시행규칙 제29조)

① 감염병관리기관이 아닌 의료기관이 감염병 관리시설을 설치·운영하려면 비지정 감염병 관리시설 설치신고서에 다음 각 호의 서류를 첨부하여 감염병 관리시설 설치·운영예정지를 관할하는 특별자치도지사 또는 시장·군수·구청장에게 제출하여야 한다.

    a. 사업계획서 및 자산에 관한 서류

    b. 정관 및 임원명단 (법인인 경우만 해당한다)

② 특별자치도지사 또는 시장·군수·구청장은 제①항에 따른 신고를 받은 경우에는 비지정 감염병 관리 시설 설치신고확인증을 신고자에게 발급하여야 한다.

## ■ 감염병 위기 시 감염병관리기관의 설치 등 (제37조)

(1) 보건복지부장관, 시·도지사 또는 시장·군수·구청장은 감염병환자가 대량으로 발생하거나 지정된 감염병관리기관만으로 감염병환자 등을 모두 수용하기 어려운 경우에는 다음 각 호의 조치를 취할 수 있다.

① 지정된 감염병관리기관이 아닌 의료기관을 일정기간 동안 감염병관리기관으로 지정

② 격리소·요양소 또는 진료소의 설치·운영

(2) 지정된 감염병관리기관의 장은 보건복지부령으로 정하는 바에 따라 감염병 관리시설을 설치하여야 한다.

(3) 보건복지부장관, 시·도지사 또는 시장·군수·구청장은 제(2)항에 따른 시설의 설치 및 운영에 드는 비용을 감염병관리기관에 지원하여야 한다.

(4) 감염병관리기관의 장은 정당한 사유없이 제(2)항의 명령을 거부할 수 없다.

## ■ 감염병환자 등의 입소 거부 금지 (제38조)

- 감염병 관리기관은 정당한 사유없이 감염병환자 등의 입소를 거부할 수 없다.

## ■ 감염병 관리시설 등의 설치 및 관리 방법 (제39조)

(1) 감염병 관리시설 및 격리소·요양소 또는 진료소의 설치 및 관리방법 등에 관하여 필요한 사항은 보건복지부령으로 정한다.

(2) 감염병 관리시설 등의 설치 기준 등 (시행규칙 제31조)

- 세부 사항은 질병관리본부장이 정한다.

① 감염병 관리시설 : 외부와 격리된 진료실 또는 격리된 병실을 갖출 것

② 격리소·요양소 : 의원에 해당하는 시설을 갖추거나 임시숙박시설 및 간이진료시설을 갖출 것

③ 진료소 : 의료기관의 시설기준 중 의원에 해당하는 시설을 갖추거나 「지역보건법」 제10조에 따른 보건지소일 것

## ▣ 생물테러감염병 등에 대비한 의약품 및 장비의 비축 (제40조)

(1) 보건복지부장관은 생물테러감염병 및 그 밖의 감염병의 대유행이 우려되면 위원회의 심의를 거쳐 예방·치료의약품 및 장비 등의 품목을 정하여 미리 비축하거나 장기구매를 위한 계약을 미리할 수 있다.
(2) 보건복지부장관은 생물테러감염병이나 그 밖의 감염병의 대유행이 우려되면 예방·치료의약품을 정하여 의약품제조업자에게 생산하게 할 수 있다.
(3) 보건복지부장관은 제(2)항에 따른 예방·치료의약품의 효과와 이상반응에 관하여 조사하고, 이상반응 사례가 발생하면 제18조에 따라 역학조사를 하여야 한다.

## ▣ 감염병환자 등의 관리 (제41조)

(1) 감염병 중 특히 전파 위험이 높은 감염병으로서 보건복지부장관이 고시한 감염병에 걸린 감염병환자 등은 감염병관리기관에서 입원 치료를 받아야 한다.
(2) 보건복지부장관, 시·도지사 또는 시장·군수·구청장은 감염병관리기관의 병상이 포화 상태에 이르러 감염병환자 등을 수용하기 어려운 경우에는 감염병관리기관이 아닌 다른 의료기관에서 입원치료하게 할 수 있다.
(3) 보건복지부장관, 시·도지사 또는 시장·군수·구청장은 다음 각 호의 어느 하나에 해당하는 사람에게 자가 또는 감염병 관리시설에서 치료하게 할 수 있다.
　① 제(1)항 및 제(2)항에 따른 입원치료 대상자가 아닌 사람
　② 감염병 환자 등과 접촉하여 감염병이 감염되거나 전파될 우려가 있는 사람
(4) 자가치료 및 입원치료의 방법 및 절차 등은 별표 2와 같다.

## ▣ 감염병에 관한 강제처분 (제42조)

(1) 보건복지부장관, 시·도지사 또는 시장·군수·구청장은 해당 공무원으로 하여금 다음 각 호의 어느 하나에 해당하는 감염병환자 등이 있다고 인정되는 주거 시설, 선박·항공기·열차 등 운송수단 또는 그 밖의 장소에 들어가 필요한 조사나 진찰을 하게 할 수 있으며, 그 진찰 결과 감염병환자 등으로 인정될 때에는 동행하여 치료받게 하거나 입원시킬 수 있다.
　① 제1군 감염병
　② 제2군 감염병 중 디프테리아, 홍역 및 폴리오
　③ 제3군 감염병 중 결핵, 성홍열 및 수막구균성 수막염
　④ 제4군 감염병 중 보건복지부장관이 정하는 감염병
　⑤ 세계보건기구 감시대상감염병
　⑥ 생물 테러 감염병
(2) 제(1)항에 따라 조사·진찰을 하는 공무원은 그 권한을 증명하는 증표를 지니고 이를 관계인에게 보여주어야 한다.

## ▣ 감염병환자 등의 입원 통지 (제43조)

- 보건복지부장관, 시·도지사 또는 시장·군수·구청장은 감염병환자 등이 입원치료가 필요한 경우에는 그 사실을 입원치료 대상자와 그 보호자에게 통지하여야 한다.

### ■ 수감 중인 환자의 관리 (제44조)
- 교도소장은 수감자로서 감염병에 감염된 자에게 감염병의 전파를 차단하기 위한 조치와 적절한 의료를 제공하여야 한다.

### ■ 업무종사의 일시 제한 (제45조)
(1) 감염병환자 등은 보건복지부령으로 정하는 바에 따라 업무의 성질 상 일반인과 접촉하는 일이 많은 직업에 종사할 수 없고, 누구든지 감염병환자 등을 그러한 직업에 고용할 수 없다.
(2) 성매개감염병에 관한 건강진단을 받아야 할 자가 건강진단을 받지 아니한 때에는 같은 조에 따른 직업에 종사할 수 없으며, 해당 영업을 영위하는 자는 건강진단을 받지 아니한 자를 그 영업에 종사하게 하여서는 아니 된다.
(3) 업무종사의 일시 제한 (시행규칙 제33조)
  ① 법 제45조 제(1)항에 따라 일시적으로 업무종사의 제한을 받는 감염병환자 등은 제1군 감염병환자 등으로 하고, 그 제한 기간은 증상 및 감염력이 소멸되는 날까지로 한다.
  ② 법 제45조 제(1)항에 따라 업무종사의 제한을 받는 업종은 다음 각 호와 같다.
    a. 「식품위생법」 제2조 제12호에 따른 집단급식소
    b. 「식품위생법」 제36 제1항 제3호 따른 식품접객업

### ■ 건강진단 및 예방접종 등의 조치 (제46조)
- 특별자치도지사 또는 시장·군수·구청장은 보건복지부령으로 정하는 바에 따라 다음 각 호의 어느 하나에 해당하는 사람에게 건강진단을 받거나 감염병 예방에 필요한 예방접종을 받게 하는 등의 조치를 할 수 있다.
  ① 감염병환자 등의 가족 또는 그 동거인
  ② 감염병 발생지역에 거주하는 사람 또는 그 지역에 출입하는 사람으로서 감염병에 감염되었을 것으로 의심되는 사람
  ③ 감염병환자 등과 접촉하여 감염병에 감염되었을 것으로 의심되는 사람

### ■ 감염병 유행에 대한 방역조치 (제47조)
- 특별자치도지사 또는 시장·군수·구청장은 감염병이 유행하면 감염병 전파를 막기 위하여 다음 각 호에 해당하는 모든 조치를 하거나 그에 필요한 일부 조치를 하여야 한다.
  ① 감염병환자 등이 있는 장소나 감염병병원체에 오염되었다고 인정되는 장소의 교통을 일정한 기간 차단하는 것
  ② 감염병병원체에 감염되었다고 의심되는 사람을 적당한 장소에 일정한 기간 입원 또는 격리시키는 것
  ③ 감염병병원체에 오염되었거나 오염되었다고 의심되는 물건을 사용·접수·이동하거나 버리는 행위 또는 해당 물건의 세척을 금지하거나 태우거나 폐기 처분하는 것
  ④ 감염병병원체에 오염된 장소에 대한 소독이나 그 밖에 필요한 조치를 명하는 것
  ⑤ 일정한 장소에서 세탁하는 것을 막거나 오물을 일정한 장소에서 처리하도록 명하는 것

## ■ 오염장소 등의 소독조치 (제48조)

(1) 육군·해군·공군 소속 부대의 장, 국방부 직할부대의 장 및 제12조 제(1)항 각 호의 어느 하나에 해당하는 사람은 감염병환자 등이 발생한 장소나 감염병병원체에 오염되었다고 의심되는 장소에 대하여 의사, 한의사 또는 관계 공무원의 지시에 따라 소독이나 그 밖에 필요한 조치를 하여야 한다.
(2) 제(1)항에 따른 소독 등의 조치에 관한 필요한 사항은 보건복지부령으로 정한다.
(3) 소독의 대상 및 방법(시행규칙 제35조)
  - 법 제48조 제(2)항에 따른 소독 등 조치대상은 별표 5와 같고, 소독 등 조치방법은 별표 6과 같다.

# 제8장 예방조치

## ■ 감염병의 예방조치 (제49조)

(1) 시·도지사 또는 시장·군수·구청장은 감염병을 예방하기 위하여 다음 각 호에 해당하는 모든 조치를 하거나 그에 필요한 일부 조치를 하여야 한다.
  ① 관할지역에 대한 교통의 전부 또는 일부를 차단
  ② 흥행, 집회, 제례 또는 그 밖의 여러 사람의 집합을 제한하거나 금지
  ③ 건강진단, 시체검안 또는 해부를 실시
  ④ 감염병 전파의 위험성이 있는 음식물의 판매·수령을 금지하거나 그 음식물의 폐기나 그 밖에 필요한 처분을 명하는 것
  ⑤ 인수공통감염병 예방을 위하여 살처분에 참여한 사람 또는 인수공통감염병에 드러난 사람 등에 대한 예방조치를 명하는 것
  ⑥ 감염병 전파의 매개가 되는 물건의 소지·이동을 제한·금지하거나 그 물건에 대하여 폐기, 소각 또는 그 밖에 필요한 처분을 명하는 것.
  ⑦ 선박·항공기·열차 등 운송 수단, 사업장 또는 그 밖에 여러 사람이 모이는 장소에 의사를 배치하거나 감염병 예방에 필요한 시설의 설치를 명하는 것.
  ⑧ 공중위생에 관계있는 시설 또는 장소에 대한 소독이나 그 밖에 필요한 조치를 명하거나 상수도·하수도·우물·쓰레기장·화장실의 신설·개조·변경·폐지 또는 사용을 금지하는 것
  ⑨ 쥐, 위생해충 또는 그 밖의 감염병매개동물의 구제 또는 구제 시설의 설치를 명하는 것.
  ⑩ 일정한 장소에서의 어로(漁撈)·수영 또는 일정한 우물의 사용을 제한하거나 금지하는 것
  ⑪ 감염병 매개의 중간숙주가 되는 동물류의 포획 또는 생식을 금지하는 것
  ⑫ 감염병유행 기간 중 의료업자나 그 밖에 필요한 의료 관계 요원을 동원하는 것
  ⑬ 감염병병원체에 오염된 선물에 대한 소독이나 그 밖에 필요한 조치를 명하는 것
  ⑭ 감염병병원체에 감염되었다고 의심되는 자를 적당한 장소에 일정한 기간 입원 또는 격리하는 것
(2) 시·도지사 또는 시장·군수·구청장은 식수를 사용하지 못하게 하려면 그 사용금지기간 동안 별도로 식수를 공급하여야 하며, 제1항 제①호·제②호·제⑥호·제⑧호·제⑩호 및 제⑪호에 따른 조치를 하려면 그 사실을 주민에게 미리 알려야 한다.

■ 그 밖의 감염병 예방조치 (제50조)
- 육군·해군·공군 소속부대의 장, 국방부 직할부대의 장 및 그 밖의 신고의무자에 해당하는 사람은 감염병 환자 등이 발생하였거나 발생할 우려가 있으면 소독이나 그 밖에 필요한 조치를 하여야 하고, 특별자치도지사 또는 시장·군수·구청장과 협의하여 감염병 예방에 필요한 추가조치를 하여야 한다.

■ 소독 의무 (제51조)
(1) 특별자치도지사 또는 시장·군수·구청장은 감염병을 예방하기 위하여 청소나 소독을 실시하거나 쥐, 위생해충 등의 구제 조치(이하 "소독"이라 함)를 실시하여야 하며, 이를 실시하기 위하여 관할 보건소마다 방역기동반을 편성·운영 (시행규칙 제36조)할 수 있다.
   *법 제51조 제(1)항및 제(3)항 단서에 따른 소독의 대상은 별표 5와 같고, 법 제51조 제(1)항 및 제(3)항 단서에 따른 소독의 방법은 별표 6과 같다.
(2) 공동주택, 숙박업소 등 여러 사람이 거주하거나 이용하는 시설 중 대통령령으로 정하는 시설을 관리·운영하는 자는 보건복지부령으로 정하는 바에 따라 감염병 예방에 필요한 소독을 하여야 한다.
   *법 제51조 제(2)항에 따라 소독을 하여야 하는 시설을 관리·운영하는 자는 별표 7의 소독횟수 기준에 따라 소독을 하여야 한다.
(3) 소독을 하여야 하는 시설의 관리·운영자는 소독업의 신고를 한 자에게 소독하게 하여야 하며, 다만 「주택법」에 따른 주택관리업자가 제52조 제(1)항에 따른 소독장비를 갖추었을 때에는 그가 관리하는 공동주택은 직접소독할 수 있다.
(4) 소독을 하여야 하는 시설 (시행령 제24조)
   ① 숙박업소(객실 수 20실 이상), 관광숙박업소
   ② 연면적 300제곱미터 이상의 식품접객업소
   ③ 시내버스·농어촌버스·마을버스·시외버스·전세버스·장의자동차, 항공기와 항공시설, 여객선과 연 면적 300제곱미터 이상의 대합실, 여객운송철도차량과 역사 및 역무시설
   ④ 대형마트, 전문점, 백화점, 쇼핑센터, 복합쇼핑몰, 그 밖의 대규모 점포와 전통시장 및 상점가 육성을 위한 특별법에 따른 전통시장
   ⑤ 종합병원, 병원, 요양병원, 치과병원 및 한방병원
   ⑥ 한 번에 100명 이상에게 계속적으로 식사를 공급하는 집단급식소
   ⑦ 기숙사 및 50인 이상을 수용할 수 있는 합숙소
   ⑧ 공연장(객석수 300석 이상인 경우만 해당)
   ⑨ 학교(초, 중, 고)
   ⑩ 연면적 1천 제곱미터 이상의 학원
   ⑪ 연면적 2천 제곱미터 이상의 사무실용 건축물 및 복합용도의 건축물
   ⑫ 어린이집 및 유치원(50인 이상 수용하는 어린이집 및 유치원만 해당)
   ⑬ 공동주택(300세대 이상인 경우에만 해당)

■ 소독업의 신고 등 (제52조)
(1) 소독을 업으로 하려는 자(제51조 제(3)항 단서에 따른 주택관리업자는 제외한다)는 보건복지부령으로 정하는 시설·장비 및 인력을 갖추어 특별자치도지사 또는 시장·군수·구청장에게 신고하여야 하며, 신

고한 사항을 변경하려는 경우에도 또한 같다.
(2) 특별자치도지사 또는 시장·군수·구청장은 소독업자가 다음 각 호의 어느 하나에 해당하면 소독업 신고가 취소된 것으로 본다.
① 관할세무서장에게 폐업신고를 한 경우
② 관할세무서장이 사업자등록을 말소한 경우
③ 휴업이나 폐업신고를 하지 아니하고 소독업에 필요한 시설 등이 없어진 상태가 6개월 이상 계속된 경우

### ■ 소독업의 휴업 등의 신고 (제53조)

- 소독업자가 그 영업을 30일 이상 휴업하거나 폐업 또는 재개업하려면 보건복지부령으로 정하는 바에 따라 특별자치도지사 또는 시장·군수·구청장에게 신고하여야 한다.

### ■ 소독의 실시 등 (제54조)

(1) 소독업자는 보건복지부령으로 정하는 기준과 방법에 따라 소독하여야 한다.
(2) 소독업자가 소독하였을 때에는 보건복지부령으로 정하는 바에 따라 그 소독에 관한 사항을 기록·보존하여야 한다.

### ■ 소독업자 등에 대한 교육 (제55조)

(1) 소독업자는 소독에 관한 교육을 받아야 한다.
(2) 소독업자는 소독업무 종사자에게 소독에 관한 교육을 받게 하여야 한다.
(3) 소독업자 등에 대한 교육 (시행규칙 제41조)
① 소독업자는 소독업의 신고를 한 날부터 6개월 이내에 별표 9의 교육과정에 따른 소독에 관한 교육을 받아야 한다.
② 소독업자는 소독업무 종사자에게 소독업무에 종사한 날부터 6개월 이내에 별표 9의 교육과정에 따른 소독에 관한 교육을 받게 하여야 하고, 그 후 3년마다 1회 이상 보수교육을 받게 하여야 한다.
③ 소독업자 등에 대한 교육은 보건복지부장관이 지정하는 기관이 실시하며, 보건복지부장관이 교육기관을 지정하는 경우에는 별지 제30호 서식의 교육기관지정서를 교육기관에 발급하여야 한다.
④ 교육에 필요한 경비는 교육을 받는 자가 부담한다.

### ■ 소독업무의 대행 (제56조)

- 특별자치도지사 또는 시장·군수·구청장은 소독을 실시하여야 할 경우에는 그 소독업무를 소독업자가 대행하게 할 수 있다.

### ■ 서류제출 및 검사 등 (제57조)

(1) 특별자치도지사 또는 시장·군수·구청장은 소속 공무원으로 하여금 소독업자에게 소독의 실시에 관한 관계 서류의 제출을 요구하게 하거나 검사 또는 질문을 하게 할 수 있다.
(2) 서류제출을 요구하거나 검사 또는 질문을 하려는 소속 공무원은 그 권한을 표시하는 증표를 지니고 이를 관계인에게 보여주어야 한다.

## ▣ 시정명령 (제58조)

- 특별자치도지사 또는 시장·군수·구청장은 소독업자가 다음 각 호의 어느 하나에 해당하면 1개월 이상의 기간을 정하여 그 위반 사항을 시정하도록 명하여야 한다.
(1) 시설·장비 및 인력 기준을 갖추지 못한 경우
(2) 교육을 받지 아니하거나 소독 업무 종사자에게 교육을 받게 하지 아니한 경우

## ▣ 영업정지 등 (제59조)

(1) 특별자치도지사 또는 시장·군수·구청장은 소독업자가 다음 각 호의 어느 하나에 해당하면 영업소의 폐쇄를 명하거나 6개월 이내의 기간을 정하여 영업의 정지를 명할 수 있다. 다만, 제5호에 해당하는 경우에는 영업소의 폐쇄를 명하여야 한다.
　① 변경신고를 하지 아니하거나 휴업, 폐업 또는 재개업 신고를 하지 아니한 경우
　② 소독의 기준과 방법에 따르지 아니하고 소독을 실시하거나 소독 실시사항을 기록·보존하지 아니한 경우
　③ 관계서류의 제출요구에 따르지 아니하거나 소속 공무원의 검사 및 질문을 거부·방해 또는 기피한 경우
　④ 시정명령에 따르지 아니한 경우
　⑤ 영업정지기간 중에 소독업을 한 경우 (영업소의 폐쇄)
(2) 특별자치도지사·시장·군수·구청장은 영업소의 폐쇄명령을 받고도 계속하여 영업을 하거나 신고를 하지 아니하고 소독업을 하는 경우에는 관계 공무원에게 해당 영업소를 폐쇄하기 위한 다음 각 호의 조치를 하게 할 수 있다.
　① 해당 영업소의 간판이나 그 밖의 영업표지 등의 제거·삭제
　② 해당 영업소가 적법한 영업소가 아님을 알리는 게시물 등의 부착
(3) 제(1)항에 따른 행정처분의 기준은 그 위반행위의 종류와 위반 정도 등을 고려하여 보건복지부령으로 정한다 (행정처분의 세부기준은 별표 10과 같다).

# 제9장 방역관, 검역위원 및 예방위원 등

## ▣ 방역관 등 (제60조)

(1) 감염병 예방에 관한 업무를 처리하기 위하여 보건복지부 또는 시·도에 방역관을 둔다.
(2) 감염병 역학조사에 관한 사무를 처리하기 위하여 보건복지부 또는 시·도에 역학조사관을 둘 수 있다.
(3) 제(1)항과 제(2)항에 따른 역학조사관의 자격, 직무 및 배치 등에 관한 필요한 사항은 대통령령으로 정한다.
(4) 방역관의 자격 및 직무 등 (시행령 제25조)
　① 보건복지부장관 및 시·도지사는 소속공무원 중에서 방역관을 임명한다.
　② 방역관은 그 소속기관 또는 배치된 기관의 장의 명을 받아 법 제4조 제(2)항 제①호부터 제⑦호(제(3)항에 따라 질병관리본부에 두는 방역관의 경우에는 제⑧호를 포함한다)까지의 규정에 따른 업무를 담당한다.

③ 방역관은 질병관리본부 및 각 시·도에 배치하되, 시·도지사가 감염병 예방에 관한 사무를 처리하기 위하여 필요하다고 인정할 때에는 시·군·구에도 배치할 수 있다.

(5) 역학조사관의 자격 및 직무 등 (시행령 제26조)
　① 다음 각 호의 사람 중에서 역학조사관을 임명한다.
　　　a. 방역, 역학조사 또는 예방접종 업무를 담당하는 공무원
　　　b. 공중보건의사
　　　c. 의료인
　　　d. 그 밖에 감염병 등과 관련된 분야의 전문가
　② 역학조사관은 다음 각 호의 업무를 담당한다.
　　　a. 역학조사 계획 수립
　　　b. 역학조사 수행 및 결과 분석
　　　c. 역학조사 실시 기준 및 방법의 개발
　　　d. 역학조사 기술지도
　　　e. 역학조사 교육, 훈련
　　　f. 감염병에 대한 역학적인 연구
　③ 역학조사관은 질병관리본부 및 각 시·도에 배치할 수 있고, 시·도지사가 역학조사에 관한 사무를 처리하기 위하여 필요하다고 인정할 때에는 시·군·구에도 배치할 수 있다.
　④ 보건복지부장관 및 시·도지사는 역학조사관에게 예산의 범위에서 연구비와 여비를 지급할 수 있다.

■ 검역위원 (제61조)

(1) 시·도지사는 감염병을 예방하기 위하여 필요하면 검역위원을 두고 검역에 관한 사무를 담당하게 하며, 특별히 필요하면 운송수단 등을 검역하게 할 수 있다.
(2) 검역위원은 사무나 검역을 수행하기 위하여 운송수단 등에 무상으로 승선하거나 승차할 수 있다.
(3) 검역위원의 임명 및 직무 (시행규칙 제43조)
　① 시·도지사는 보건·위생 분야에 종사하는 소속공무원 중에서 검역위원을 임명할 수 있다.
　② 검역위원의 직무는 다음 각 호와 같다.
　　　a. 역학조사에 관한 사항
　　　b. 감염병병원체에 오염된 장소의 소독에 관한 사항
　　　c. 감염병환자 등의 추적, 입원치료 및 감시에 관한 사항
　　　d. 역학조사 기술지도
　　　e. 감염병병원체에 오염되거나 오염이 의심되는 물건 및 장소에 대한 수거, 파기, 매몰 또는 폐쇄에 관한 사항
　　　f. 검역의 공고에 관한 사항

■ 예방위원 (제62조)

(1) 특별자치도지사 또는 시장·군수·구청장은 감염병이 유행하거나 유행할 우려가 있으면 특별자치도 또는 시·군·구에 감염병 예방사무를 담당하는 예방위원을 둘 수 있다.
(2) 예방위원은 무보수로 한다. 다만, 특별자치도 또는 시·군·구의 인구 2만명당 1명의 비율로 유급위원

을 둘 수 있다.
(3) 예방위원의 임명 및 직무 (시행규칙 제44조)
  ① 특별자치도지사 또는 시장·군수·구청장은 다음 각 호의 어느 하나에 해당하는 사람 중에서 예방위원을 임명 또는 위촉할 수 있다.
    a. 의사, 한의사, 수의사, 약사 또는 간호사
    b. 「고등교육법」 제2조에 따른 학교에서 공중보건분야 학과를 졸업한 사람
    c. 공중보건분야에 근무하고 있는 소속공무원
    d. 그 밖에 공중보건분야에 관한 학식과 경험이 풍부하다고 인정하는 사람
  ② 예방위원의 직무는 다음 각 호와 같다.
    a. 역학조사에 관한 사항
    b. 감염병 발생의 정보수집 및 판단에 관한 사항
    c. 위생교육에 관한 사항
    d. 감염병환자 등의 관리 및 치료에 관한 기술자문에 관한 사항
    e. 그 밖에 감염병 예방을 위하여 필요한 사항

## 한국건강관리협회 (제63조)
(1) 제5군 감염병에 관한 조사·연구 등 제5군 감염병의 예방사업을 수행하기 위하여 한국건강관리협회(협회)를 둔다.
(2) 협회는 법인으로 한다.
(3) 협회에 관하여는 이 법에서 정한 사항 외에는 「민법」 중 사단법인에 관한 규정을 준용한다.


# 제10장  경비

## 특별자치도, 시·군·구가 부담할 경비 (제64조)
(1) 한센병의 예방 및 진료업무를 수행하는 법인 또는 단체에 대한 지원경비의 일부
(2) 예방접종에 드는 경비
(3) 의료기관이 예방접종을 하는 데 드는 경비의 전부 또는 일부
(4) 특별자치도지사 또는 시장·군수·구청장이 지정한 감염병관리기관의 감염병 관리시설의 설치·운영에 드는 경비
(5) 특별자치도지사 또는 시장·군수·구청장이 설치한 격리소·요양소 또는 진료소 및 같은 조에 따라 지정된 감염병관리기관의 감염병 관리시설 설치·운영에 드는 경비
(6) 교통 차단 또는 입원으로 인하여 생업이 어려운 사람에 대한 최저 생계비 지원
(7) 특별자치도, 시·군·구에서 실시하는 소독이나 그 밖의 조치에 드는 경비
(8) 의사의 배치 및 의료업자 등의 동원을 위한 수당·치료비 또는 조제료
(9) 식수 공급에 드는 경비

(10) 예방위원의 배치에 드는 경비
(11) 그 밖에 이 법에 따라 특별자치도, 시·군·구가 실시하는 감염병 예방사무에 필요한 경비

## ■ 시·도가 부담할 경비 (제65조)

(1) 한센병의 예방 및 진료업무를 수행하는 법인 또는 단체에 대한 지원 경비의 일부
(2) 시·도지사가 지정한 감염병관리기관의 감염병 관리시설의 설치·운영에 드는 경비
(3) 시·도지사가 설치한 격리소·요양소 또는 진료소 및 같은 조에 따라 지정된 감염병관리기관의 감염병 관리시설 설치·운영에 드는 경비
(4) 내국인 감염병환자 등의 입원치료, 조사, 진찰 등에 드는 경비
(5) 건강진단, 예방접종 등에 드는 경비
(6) 교통 차단으로 생업이 어려운 자에 대한 최저생계비 지원
(7) 식수 공급에 드는 경비
(8) 검역위원의 배치에 드는 경비
(9) 그 밖에 이 법에 따라 시·도가 실시하는 감염병 예방사무에 필요한 경비

## ■ 시·도가 보조할 경비 (제66조)

(1) 시·도(특별자치도는 제외함)는 제64조에 따라 시·군·구가 부담할 경비에 관하여 대통령령으로 정하는 바에 따라 보조하여야 한다.
(2) 시·도의 보조 비율(시행령 제27조) : 시·도(특별자치도는 제외함)의 경비보조액은 시·군·구가 부담하는 금액의 3분의 2로 한다.

## ■ 국고 부담 경비 (제67조)

(1) 감염병환자 등의 진료 및 보호에 드는 경비
(2) 감염병 교육 및 홍보를 위한 경비
(3) 감염병 예방을 위한 전문인력의 양성에 드는 경비
(4) 표본감시활동에 드는 경비
(5) 해부에 필요한 시체의 운송과 해부 후 처리에 드는 경비
(6) 예방접종약품의 생산 및 연구 등에 드는 경비
(7) 보건복지부장관이 설치한 격리소·요양소 또는 진료소 및 같은 조에 따라 지정된 감염병관리기관의 감염병 관리시설 설치·운영에 드는 경비
(8) 위원회의 심의를 거친 품목의 비축 또는 장기구매를 위한 계약에 드는 경비
(9) 외국인 감염병환자등의 입원 치료, 조사, 진찰 등에 드는 경비
(10) 예방접종 등으로 인한 피해보상을 위한 경비

## ■ 국가가 보조할 경비 (제68조)

(1) 한센병의 예방 및 진료업무를 수행하는 법인 또는 단체에 대한 지원경비의 일부
(2) 시·도가 부담할 경비의 2분의 1 이상

## ▣ 본인으로부터 징수할 수 있는 경비 (제69조)

- 특별자치도지사 또는 시장·군수·구청장은 보건복지부령으로 정하는 바에 따라 입원치료비 외에 본인의 지병이나 본인에게 새로 발병한 질환 등으로 입원, 진찰, 검사, 치료, 수술 등에 드는 경비를 본인이나 그 보호자로부터 징수할 수 있다.

  * 본인이나 그 보호자로부터 징수할 수 있는 경비(시행규칙 제45조)
  ① 진찰비, 치료비, 검사료
  ② 수술비
  ③ 입원료
  ④ 그 밖에 진료에 든 경비

## ▣ 손실보상 (제70조)

(1) 보건복지부장관, 시·도지사 및 시장·군수·구청장은 의료기관이 감염병 관리시설로 사용됨에 따라 손해를 입은 해당 의료기관의 경영자와 소독이나 그 밖의 조치로 손해를 입은 건물의 소유자에게 그 손해에 상당하는 비용을 보상하여야 한다.

(2) 손실보상의 범위 및 보상액의 산정 등 (시행령 제28조)
  ① 손실을 보상하는 범위는 다음 각 호의 구분에 따른다.
     a. 법 제37조의 경우: 의료기관이 감염병 관리시설을 설치·운영하는 데에 든 비용
     b. 법 제49조 제①항 제⑬호의 경우 : 건물의 소유자가 해당 건물에 대한 소독이나 그 밖에 필요한 조치를 하는 데에 든 비용
  ② 법 제70조 제(1)항에 따라 손실보상을 청구하려는 의료기관의 경영자와 건물의 소유자는 보건복지부령으로 정하는 바에 따라 손실보상청구서에 손실에 관한 증명서류를 첨부하여 보건복지부장관, 시·도지사 또는 시장·군수·구청장에게 제출하여야 한다.
  ③ 제②항에 따라 청구를 받은 보건복지부장관, 시·도지사 또는 시장·군수·구청장은 사실조사를 하고 전문가의 자문을 받아 보상액을 산정하여 보상금을 지급한다.
  ④ 제②항에 따라 손실보상을 청구한 자가 제③항에 따라 결정된 보상금에 대하여 불복할 때에는 그 처분을 받은 날부터 30일 이내에 그 처분관청에 이의를 신청할 수 있다.

## ▣ 예방접종 등에 따른 피해의 국가보상 (제71조)

(1) 국가는 예방접종을 받은 사람 또는 생산된 예방·치료 의약품을 투여받은 사람이 그로 인하여 질병에 걸리거나 장애인이 되거나 사망하였을 때에는 대통령령으로 정하는 기준과 절차에 따라 다음 각 호의 구분에 따른 보상을 하여야 한다.
  ① 질병으로 진료를 받은 사람 : 진료비 전액 및 정액간병비
  ② 장애인이 된 사람 : 일시보상금
  ③ 사망한 사람 : 대통령령으로 정하는 유족에 대한 일시 보상금 및 장제비

(2) 보상받을 수 있는 질병, 장애 또는 사망은 예방접종약품의 이상이나 예방접종 행위자 및 예방·치료 의약품 투여자 등의 과실 유무에 관계없이 해당 예방접종 또는 예방·치료 의약품을 투여받은 것으로 인하여 발생한 피해로서 보건복지부장관이 인정하는 경우로 한다.

(3) 보건복지부장관은 보상청구가 있는 날부터 120일 이내에 제(2)항에 따른 질병, 장애 또는 사망에 해당하

는지를 결정하여야 한다. 이 경우 미리 위원회의 의견을 들어야 한다.
(4) 예방접종 등에 따른 인한 피해의 보상기준 (시행령 제29조)
① 진료비는 보험자가 부담 또는 지급한 금액을 제외한 잔액 또는 의료급여기금이 부담한 금액을 제외한 잔액
② 간병비 : 입원진료의 경우에 한하여 1일당 5만원
③ 장애인이 된 사람에 대한 일시보상금
  a. 장애등급 1급 : 사망한 사람에 대한 일시보상금의 100분의 100
  b. 장애등급 2급 : 사망한 사람에 대한 일시보상금의 100분의 85
  c. 장애등급 3급 : 사망한 사람에 대한 일시보상금의 100분의 70
  d. 장애등급 4급 : 사망한 사람에 대한 일시보상금의 100분의 55
  e. 장애등급 5급 : 사망한 사람에 대한 일시보상금의 100분의 40
  f. 장애등급 6급 : 사망한 사람에 대한 일시보상금의 100분의 25
④ 사망한 사람에 대한 일시보상금 : 사망 당시의 「최저임금법」에 따른 월 최저임금액에 240을 곱한 금액에 상당하는 금액
⑤ 장제비 : 30만원
(5) 예방접종 등에 따른 피해의 보상대상자 (시행령 제30조)
① 보상을 받을 수 있는 사람
  a. 법 제71조 제(1)항 제①호 및 제②호의 경우 : 본인
  b. 법 제71조 제(1)항 제③호의 경우 : 유족 중 우선순위자
② 대통령령으로 정하는 유족 : 배우자 (사실상 혼인관계에 있는 사람을 포함한다), 자녀, 부모, 손자·손녀, 조부모, 형제자매를 말한다.
③ 유족의 순위는 제(2)항에 열거한 순위에 따르되, 행방불명 등으로 지급이 어려운 사람은 제외하며, 우선순위의 유족이 2명 이상일 때에는 사망한 사람에 대한 일시보상금을 균등하게 배분한다.

## 손해배상청구권과의 관계 등 (제72조)
(1) 국가는 예방접종약품의 이상이나 예방접종 행위자, 예방·치료 의약품의 투여자 등 제3자의 고의 또는 과실로 인하여 제71조에 따른 피해보상을 하였을 때에는 보상액의 범위에서 보상을 받은 사람이 제3자에 대하여 가지는 손해배상청구권을 대위한다.
(2) 예방접종을 받은 자, 예방·치료 의약품을 투여받은 자 또는 유족이 제3자로부터 손해배상을 받았을 때에는 국가는 그 배상액의 범위에서 보상금을 지급하지 아니하며, 보상금을 잘못 지급하였을 때에는 해당 금액을 국세 징수의 예에 따라 징수할 수 있다.

## 국가보상을 받을 권리의 양도 등 금지 (제73조)
- 보상받을 권리는 양도하거나 압류할 수 없다.

## 제11장 보칙

### ▣ 비밀누설의 금지 (제74조)
- 건강진단, 입원치료, 진단 등 감염병 관련 업무에 종사하는 자 또는 종사하였던 자는 그 업무 상 알게 된 비밀을 다른 사람에게 누설하여서는 아니 된다.

### ▣ 청문 (제75조)
- 특별자치도지사 또는 시장·군수·구청장은 영업소의 폐쇄를 명하려면 청문을 하여야 한다.

### ▣ 위임 및 위탁 (제76조)
(1) 보건복지부장관의 권한은 대통령령으로 정하는 바에 따라 그 일부를 질병관리본부장 또는 시·도지사에게 위임할 수 있다.
(2) 보건복지부장관은 이 법에 따른 업무의 일부를 대통령령으로 정하는 바에 따라 관련 기관 또는 관련 단체에 위탁할 수 있다. 〈신설 2012. 5. 23〉
(3) 질병관리본부장에게 권한 위임하는 업무 (시행령 제32조)
　① 전문위원회의 운영에 관한 업무
　② 표본감시 대상이 되는 감염병의 신고에 관한 업무
　③ 특별자치도지사·시장·군수·구청장의 보고에 관한 업무
　④ 감염병 표본감시 등에 관한 업무
　⑤ 실태조사에 관한 업무
　⑥ 고위험병원체의 분리 및 이동신고에 관한 업무
　⑦ 고위험병원체의 반입허가 등에 관한 업무
　⑧ 고위험병원체의 안전관리에 관한 업무
　⑨ 임시 예방접종의 요청에 관한 업무
　⑩ 예방접종 기록의 보고에 관한 업무
　⑪ 예방접종의 실시주간 및 실시기준 등에 관한 업무
　⑫ 예방접종약품의 계획 생산, 지원 및 비용지급에 관한 업무
　⑬ 감염병 위기 시 감염병 관리기관의 설치 등에 관한 업무
　⑭ 생물테러감염병 등에 대비한 의약품 및 장비의 비축, 계약, 생산 지시, 역학조사 등에 관한 업무
　⑮ 감염병환자 등의 관리에 관한 업무
　⑯ 감염병에 관한 강제처분에 관한 업무
　⑰ 감염병환자 등의 입원통지에 관한 업무
　⑱ 방역관 및 역학조사관에 관한 업무
　⑲ 손실보상에 관한 업무
　⑳ 예방접종 등에 따른 피해의 국가보상에 관한 업무

# 제12장 벌칙

## ▣ 벌칙 (제77조)
- 5년 이하의 징역 또는 5천 만원 이하의 벌금 : 고위험병원체의 반입 허가를 받지 아니하고 반입한 자

## ▣ 벌칙 (제78조)
- 3년 이하의 징역 또는 3천 만원 이하의 벌금 : 업무상 알게 된 비밀을 누설한 자

## ▣ 벌칙 (제79조)
- 2년 이하의 징역 또는 2천 만원 이하의 벌금
(1) 제21조 또는 제22조 제(3)항에 따른 신고를 하지 아니하거나 거짓으로 신고한 자
(2) 제23조 제(2)항에 따른 고위험병원체에 대한 안전관리 점검을 거부·방해 또는 기피한 자

## ▣ 벌칙 (제80조)
- 300만원 이하의 벌금
(1) 감염병 관리 시설을 설치하지 아니한 자
(2) 입원 치료를 받지 아니하거나 입원 또는 치료를 거부한 자
(3) 강제처분에 따르지 아니한 자
(4) 일반인과 접촉하는 일이 많은 직업에 종사한 자 또는 감염병환자 등을 그러한 직업에 고용한 자
(5) 제47조 또는 제49조 제(1)항 (같은 항 제③호 중 건강진단에 관한 사항은 제외한다)에 따른 조치에 위반한 자
(6) 소독업 신고를 하지 아니하거나 거짓이나 그 밖의 부정한 방법으로 신고하고 소독업을 영위한 자
(7) 소독의 기준과 방법에 따라 소독하지 아니한 자

## ▣ 벌칙 (제81조)
- 200만원 이하의 벌금
(1) 보고 또는 신고를 게을리하거나 거짓으로 보고 또는 신고한 의사, 한의사, 군의관, 의료기관의 장 또는 감염병 표본감시기관
(2) 의사, 한의사, 군의관, 의료기관의 장 또는 감염병표본감시기관의 보고 또는 신고를 방해한 자
(3) 신고를 게을리한 자
(4) 세대주, 관리인 등으로 하여금 신고를 하지 아니하도록 한 자
(5) 역학조사를 거부·방해 또는 기피한 자(제18조)
(6) 해부명령을 거부한 자
(7) 예방접종증명서를 거짓으로 발급한 자
(8) 역학조사를 거부·방해 또는 기피한 자(제29조)
(9) 성매개 감염병에 관한 건강진단을 받지 아니한 자를 영업에 종사하게 한 자
(10) 건강진단을 거부하거나 기피한 자

■ 양벌 규정 (제82조)
- 법인의 대표자나 법인 또는 개인의 대리인, 사용인, 그 밖의 종업원이 그 법인 또는 개인의 업무에 관하여 제77조부터 제81조까지의 어느 하나에 해당하는 위반 행위를 하면 그 행위자를 벌하는 외에 그 법인 또는 개인에게도 해당 조문의 벌금형을 과한다. 다만, 법인 또는 개인이 그 위반행위를 방지하기 위하여 해당 업무에 관하여 상당한 주의와 감독을 게을리하지 아니한 경우에는 그러하지 아니한다.

■ 과태료 (제83조)
- 100만원 이하의 과태료 : 관할 시·도지사 또는 시·군·구청장이 부과·징수
  (1) 제28조 제(2)항에 따른 보고를 하지 아니하거나 거짓으로 보고한 자
  (2) 제51조 제(2)항에 따른 소독을 하지 아니한 자
  (3) 휴업·폐업 또는 재개업 신고를 하지 아니한 자
  (4) 소독에 관한 사항을 기록·보존하지 아니하거나 거짓으로 기록한 자

## [별표 3] 신고하여야 하는 예방접종 후 이상반응자의 범위 (제7조 제2항 관련)

| 예방접종의 종류 | 임상 증상 | 예방접종 후 증상이 나타날 때까지의 시간 |
|---|---|---|
| 디티에이피 (DTaP)<br>티디 (Td)<br>티댑 (Tdap)<br>일본뇌염<br>신증후군출혈열<br>(腎症候群出血熱) | 1. 아나필락시스<br>2. 뇌염, 뇌증<br>3. 그 밖의 중추신경계 증상<br>4. 제1호부터 제3호까지의 증상으로 인한 후유증<br>5. 국소 부위 통증을 동반한 심한 부종<br>6. 상완신경총 말초신경병증<br>7. 39℃ 이상 발열<br>8. 그 밖에 접종과 연관성이 있는 것으로 의심되는 이상반응 | 24시간 이내<br>7일 이내<br>7일 이내<br>기한 없음<br>7일 이내<br>28일 이내<br>2일 이내<br>기한 없음 |
| 엠엠알 (MMR) | 1. 아나필락시스<br>2. 뇌염, 뇌증<br>3. 그 밖의 중추신경계 증상<br>4. 제1호부터 제3호까지의 증상으로 인한 후유증<br>5. 혈소판 감소성 자반증<br>6. 만성 관절염<br>7. 그 밖에 접종과 연관성이 있는 것으로 의심되는 이상반응 | 24시간 이내<br>21일 이내<br>21일 이내<br>기한 없음<br>7-30일<br>42일 이내<br>기한 없음 |
| 경구용 (經口用) 폴리오 | 1. 급성 마비성 회백수염 (灰白髓炎)<br>   면역기능 정상자<br>   면역기능 이상자<br>2. 제1호의 증상으로 인한 후유증<br>3. 그 밖에 접종과 연관성이 있는 것으로 의심되는 이상반응 | <br>35일 이내<br>1년 이내<br>기한 없음<br>기한 없음<br>기한 없음 |
| 비씨지 (BCG) | 1. 림프절 종창 (지름 1cm 이상)<br>2. 접종 부위 국소 종양<br>3. 골염, 골수염<br>4. 전신 파종성 비씨지 (BCG) 감염증<br>5. 그 밖에 접종과 연관성이 있는 것으로 의심되는 이상반응 | 35일 이내<br>1년 이내<br>기한 없음<br>기한 없음<br>기한 없음 |

※ 폴리오 (주사용)·B형 간염·수두·인플루엔자 또는 장티푸스 (경구용 및 주사용) 예방접종 후 이상반응 중 신고대상은 영 제7조 제1항 제1호에 따른 예방접종전문위원회를 거쳐 보건복지부장관이 정하는 경우를 제외하고는 디티에이피 (DTaP)의 기준에 따른다.

■ [별표 4] 고위험병원체 보존관리 방법 (제21조 제1항 제2호 관련)

| 준 수 사 항 | 비고 |
|---|---|
| 1. 보존 단위 용기에 고위험병원체명(Strain명), 관리번호 등 식별번호, 제조일 등 관련 정보를 표기할 것 | 필수 |
| 2. 고위험 병원체의 특성 및 성상(性狀)을 유지할 수 있는 방법(동결, 동결건조, 냉장, 실온 등)으로 보존할 것 | 필수 |
| 3. 고위험병원체와 일반병원체를 하나의 보존상자에 혼합하여 보존하지 않으며, 별도의 잠금장치를 부착한 고위험 병원체 전용 보존상자에 보존할 것 | 필수 |
| 4. 고위험병원체 보존장비 및 설비에 보안 잠금장치를 설치할 것 | 필수 |
| 5. 고위험병원체 보존구역의 출입 제한조치를 하고 고위험 병원체 전담관리자를 지정할 것 | 필수 |
| 6. 고위험병원체 보존장비의 취급 및 보존구역의 출입을 모니터링할 수 있는 보안시스템을 운영할 것 | 필수 |

■ [별표 5] 소독의 대상 (제35조 제1항, 제36조 제2항 및 제40조 제1항 관련)

1. 콜레라, 장티푸스, 파라티푸스, 세균성 이질, 장출혈성 대장균, A형 간염의 경우
   가. 분뇨, 토사물(吐瀉物) 및 이의 처치에 사용한 기구·천·종이 등
   나. 시체
   다. 감염병환자 또는 시체에 사용한 의류, 침구, 운반기구 등
   라. 간호인 또는 감염병환자와 접촉한 사람 및 이들이 사용한 의류, 침구 등
   마. 감염병환자의 음식물찌꺼기, 감염병환자가 사용한 식기, 기구, 서적 등
   바. 병실의 바닥 등
   사. 우물, 주방, 주방기구, 물통 등
   아. 화장실, 수세변기구, 쓰레기통, 하수구 등 불결한 장소
   자. 옥내 및 옥외에 대한 청소
   차. 고인 물이나 습기가 찬 장소에 대한 매몰 또는 배수
   카. 실내의 충분한 채광 및 환기
2. 성홍열, 디프테리아, 수막구균성 수막염의 경우
   가. 콧물, 가래침, 고름, 부스럼딱지 및 이의 처치에 사용한 기구, 천, 종이 등
   나. 시체
   다. 감염병환자 또는 시체에 사용한 의류, 침구, 운반기구 등
   라. 간호인 또는 감염병환자와 접촉한 사람 및 이들이 사용한 의류, 침구 등
   마. 감염병환자의 음식물찌꺼기, 감염병환자가 사용한 식기, 기구, 서적 등
   바. 병실의 바닥, 기구, 벽 등
   사. 옥내 및 옥외에 대한 청소
   아. 고인 물이나 습기가 찬 장소에 대한 매몰 또는 배수
   자. 실내의 충분한 채광 및 환기
3. 발진티푸스의 경우
   가. 콧물, 가래침 및 이의 처치에 사용한 기구·천·종이 등
   나. 시체
   다. 감염병환자 또는 시체에 사용한 의류, 침구, 운반기구 등
   라. 간호인 또는 감염병환자와 접촉한 사람 및 이들이 사용한 의류, 침구 등

마. 병실의 바닥 등
바. 이가 서식하기 쉬운 물건
사. 옥내 및 옥외에 대한 청소
아. 고인 물이나 습기가 찬 장소에 대한 매몰 또는 배수
자. 실내의 충분한 채광 및 환기
4. 페스트의 경우
 가. 혈액, 콧물, 가래침, 고름 및 이의 처치에 사용한 기구·천·종이 등
 나. 시체
 다. 감염병환자 또는 시체에 사용한 의류, 침구, 운반기구 등
 라. 간호인 또는 감염병환자와 접촉한 사람 및 이들이 사용한 의류, 침구 등
 마. 감염병환자가 사용한 식기, 기구, 서적 등
 바. 병실의 바닥, 기구, 벽 등
 사. 서족(鼠族)이 서식하거나 지나다니는 장소
 아. 이가 서식하기 쉬운 물건 또는 장소
 자. 옥내 및 옥외에 대한 청소
 차. 고인 물이나 습기가 찬 장소에 대한 매몰 또는 배수
 카. 실내의 충분한 채광 및 환기
5. 일본뇌염, 말라리아의 경우
 가. 하수구, 고인 물, 잡초, 농수로 등
 나. 모기가 발생하고 서식하기 쉬운 장소
 다. 옥내 및 옥외에 대한 청소
 라. 고인 물이나 습기가 찬 장소에 대한 매몰 또는 배수
 마. 실내의 충분한 채광 및 환기

## ▣ [별표 6] 소독의 방법 (제35조 제2항, 제36조 제3항 및 제40조 제1항 관련)

1. 청소
 - 오물 또는 오염되었거나 오염이 의심되는 물건을 수집하여 「폐기물관리법」에 따라 위생적인 방법으로 안전하게 처리해야 한다.
2. 소독
 가. 소각
  - 오염되었거나 오염이 의심되는 소독대상 물건 중 소각해야 할 물건을 불에 완전히 태워야 한다.
 나. 증기소독
  - 유통증기(流通蒸氣)를 사용하여 소독기 안의 공기를 빼고 1시간 이상 섭씨 100도 이상의 습열소독을 해야 한다. 다만, 증기소독을 할 경우 더럽혀지고 손상될 우려가 있는 물건은 다른 방법으로 소독을 해야 한다.
 다. 끓는 물 소독
  - 소독할 물건을 30분 이상 섭씨 100도 이상의 물속에 넣어 살균해야 한다.
 라. 약물소독
  - 다음의 약품을 소독대상 물건에 뿌려야 한다.
   1) 석탄산수 (석탄산 3% 수용액)
   2) 크레졸수 (크레졸액 3% 수용액)
   3) 승홍수 (승홍 0.1%, 식염수 0.1%, 물 99.8% 혼합액)
   4) 생석회 (대한약전 규격품)
   5) 크롤칼키수 (크롤칼키 5% 수용액)
   6) 포르마린 (대한약전 규격품)
   7) 그 밖의 소독약을 사용하려는 경우에는 석탄산 3% 수용액에 해당하는 소독력이 있는 약제를 사용해야 한다.
 마. 일광소독
  - 의류, 침구, 용구, 도서, 서류나 그 밖의 물건으로서 가목부터 라목까지의 규정에 따른 소독방법을 따를 수 없는 경우에는 일광소독을 해야 한다.
3. 질병매개곤충 방제(防除)
 가. 물리적·환경적 방법

1) 서식 장소를 완전히 제거하여 질병매개곤충이 서식하지 못하게 한다.
2) 질병매개곤충의 발생이나 유입을 막기 위한 시설을 설치해야 한다.
3) 질병매개곤충의 종류에 따른 적절한 덫을 사용하여 밀도를 낮추어야 한다.
나. 화학적 방법
1) 질병매개곤충에 맞는 곤충 성장 억제제 또는 살충제를 사용하여 유충과 성충을 제거해야 한다.
2) 잔류성 살충제를 사용하여 추가적인 유입을 막아야 한다.
3) 살충제 처리가 된 창문스크린이나 모기장을 사용해야 하다.
다. 생물학적 방법
1) 모기 방제를 위하여 유충을 잡아먹는 천적(미꾸라지, 송사리, 잠자리 유충 등)을 이용
2) 모기유충 서식처에 미생물 살충제를 사용
4. 쥐의 방제
가. 위생적 처리
1) 음식 찌꺼기통이나 쓰레기통의 용기는 밀폐하거나 뚜껑을 덮어 먹이 제공을 방지해야 함.
2) 쓰레기 더미, 퇴비장, 풀이 우거진 담장 등의 쥐가 숨어있는 곳을 사전에 제거함으로써 서식처를 제거한다.
나. 건물의 출입문, 환기통, 배관, 외벽, 외벽과 창문 및 전선 등을 통하여 쥐가 침입하지 못하도록 방서처리(防鼠處理)를 해야 한다.
다. 살서제(殺鼠劑)를 적당량 사용하여 쥐를 방제한다.
5. 소독약품의 사용
 - 살균·살충·구서 등의 소독에 사용하는 상품화된 약품은 「감염병 예방용 살균·살충제 등의 허가(신고)에 관한 규정」에 따라 식품의약품안전청장의 허가를 받은 제품을 용법·용량에 따라 안전하게 사용해야 한다.

## ▣ [별표 7] 소독횟수 기준 (제36조 제4항 관련)

| 소독을 해야 하는 시설의 종류 | 소독횟수 | |
|---|---|---|
| | 4월부터 9월까지 | 10월부터 3월까지 |
| 1. 「공중위생관리법」에 따른 숙박업소 (객실 수 20실 이상인 경우만 해당한다), 「관광진흥법」에 따른 관광숙박업소<br>2. 연면적 300제곱미터 이상의 식품접객업소<br>3. 「여객자동차 운수사업법」에 따른 시내버스·농어촌버스·마을버스·시외버스·전세버스·장의자동차, 「항공법」에 따른 항공기와 공항시설, 「해운법」에 따른 여객선, 「항만법」에 따른 연면적 300제곱미터 이상의 대합실, 「철도사업법」 및 「도시철도법」에 따른 여객운송 철도차량과 역사(驛舍) 및 역무시설<br>4. 「유통산업발전법」에 따른 대형마트, 전문점, 백화점, 쇼핑센터, 복합쇼핑몰, 그 밖의 대규모 점포와 「전통시장 및 상점가 육성을 위한 특별법」에 따른 전통시장<br>5. 종합병원·병원·요양병원·치과병원 및 한방병원 | 1회 이상 / 1개월 | 1회 이상 / 2개월 |
| 6. 한 번에 100명 이상에게 계속적으로 식사를 공급하는 집단급식소<br>7. 「주택법」에 따른 기숙사 및 50명 이상을 수용할 수 있는 합숙소<br>8. 「공연법」에 따른 공연장 (객석 수 300석 이상인 경우만 해당한다)<br>9. 「초·중등교육법」 제2조 및 「고등교육법」 제2조에 따른 학교<br>10. 「학원의 설립·운영 및 과외교습에 관한 법률」에 따른 연면적 1천제곱미터 이상의 학원<br>11. 연면적 2천제곱미터 이상의 사무실용 건축물 및 복합용도의 건축물<br>12. 「영유아보육법」에 따른 어린이집 및 「유아교육법」에 따른 유치원 (50명 이상을 수용하는 어린이집 및 유치원만 해당한다) | 1회 이상 / 2개월 | 1회 이상 / 3개월 |
| 13. 「주택법」에 따른 공동주택 (300세대 이상인 경우만 해당한다) | 1회 이상 / 3개월 | 1회 이상 / 6개월 |

## ▣ [별표 8] 소독업의 시설·장비 및 인력 기준 (제37조 제1항 관련)

1. 시설 : 사무실 및 사무실과 구획된 창고를 갖추되, 창고시설은 다음 각 목의 기준에 따른다.
   가. 사람이 생활하는 장소와 구획되어야 한다.
   나. 환기 및 잠금 설비가 있어야 한다.
2. 장비
   가. 차량용 또는 손수레용 초미립자살충제 살포기 1대 이상
   나. 휴대용 연막소독기 2대 이상
   다. 동력분무기 1대 이상
   라. 수동식 분무기 5대 이상
   마. 방독면 및 보호용 안경 각각 5개 이상
   바. 보호용 의복 (상·하) 5벌 이상
   사. 진공청소기 등 청소 및 소독에 필요한 기계·기구
3. 인력 : 대표자 외에 소독 업무 종사자 1명 이상

## ▣ [별표 9] 교육과정 (제41조 제1항 및 제2항 관련)

| 교육대상 | 교육내용 | 교육시간 |
|---|---|---|
| 소독업자 및 소독 업무 종사자 | 「감염병의 예방 및 관리에 관한 법률」, 감염병 관리정책, 공중보건, 환경위생, 소독장비 및 약품의 종류와 사용법, 소독대상 미생물과 소독 방법, 쥐·벌레 등의 생태와 이를 없애는 방법, 소독 작업의 안전 수칙 및 해독 방법. 다만, 공중 보건 및 환경 위생은 소독업자에만 해당한다. | 16시간 |
| 〈보수교육〉 소독 업무 종사자 | 「감염병의 예방 및 관리에 관한 법률」, 감염병 관리정책, 소독 장비 및 약품의 종류와 사용법, 소독 실무 및 안전관리 | 8시간 |

## ▣ [별표 10] 행정처분기준 (제42조 관련)

Ⅰ. 일반기준
   1. 위반사항이 2개 이상인 경우에는 그 중 가장 무거운 처분을 한다.
   2. 영업정지처분을 받은 자가 영업 정지 기간에 영업행위를 한 사실이 적발되었거나, 영업정지처분을 받은 후 6개월 이내에 다시 같은 위반 행위를 한 경우에는 최초 영업정지 처분기간의 2분의 1까지 가중하여 처분한다.
   3. 1년 이내에 3회 이상 영업정지처분을 받은 경우에는 그 영업소를 폐쇄한다.
   4. 위반 행위의 횟수에 따른 행정처분기준은 해당 위반행위가 있는 날 이전 최근 1년간 같은 위반 행위로 행정처분을 받은 경우에 적용한다.

## II. 개별기준

| 위반사항 | 근거 법령 | 행정 처분 | | |
|---|---|---|---|---|
| | | 1차 | 2차 | 3차 |
| 1. 법 제52조 제1항에 따른 소독업의 신고를 하지 않은 경우<br>　가. 영업신고를 하지 않은 경우<br>　나. 변경신고를 하지 않은 경우 | 법 제59조 제1항 및 제2항 | 영업소 폐쇄<br>시정 명령 | 영업정지 1개월 | 영업정지 3개월 |
| 2. 법 제52조 제1항에 따른 시설·장비 및 인력 기준을 갖추지 못한 경우 | 법 제59조 제1항 | 시정 명령 | 영업정지 1개월 | 영업정지 3개월 |
| 3. 법 제53조에 따른 휴업, 폐업 또는 재개업 신고를 하지 않은 경우 | 법 제59조 제1항 | 시정 명령 | 영업정지 1개월 | 영업정지 3개월 |
| 4. 법 제54조에 따른 소독의 기준 및 방법 등을 위반한 경우<br>　가. 소독의 기준 및 방법에 따르지 않고 소독을 실시한 경우<br>　나. 소독 실시 사항을 기록·보존하지 않은 경우 | 법 제59조 제1항 | 영업정지 1개월<br>시정 명령 | 영업정지 3개월<br>영업정지 1개월 | 영업소 폐쇄<br>영업정지 3개월 |
| 5. 법 제55조에 따른 소독교육에 관한 의무를 위반한 경우<br>　가. 소독업자가 교육을 받지않은 경우<br>　나. 소독업자가 소독 업무 종사자에게 교육을 받게 하지 않은 경우 | 법 제59조 제1항 | 시정 명령<br>시정 명령 | 영업정지 3개월<br>영업정지 1개월 | |
| 6. 법 제57조 제1항에 따른 관계 서류의 제출 요구에 따르지 않거나 소속 공무원의 검사 및 질문을 거부·방해 또는 기피한 경우 | 법 제59조 제1항 | 시정 명령 | 영업정지 1개월 | 영업정지 3개월 |

# CHAPTER 03 단원정리문제

**01** 감염병 예방법의 목적으로 맞는 것을 모두 고르면?

> 가. 감염병의 발생을 방지
> 나. 감염병의 유행을 방지
> 다. 예방과 관리를 위해 필요한 사항을 규정
> 라. 국민 건강 증진에 이바지

① 가, 나, 다  ② 가, 다  ③ 나, 라
④ 라  ⑤ 가, 나, 다, 라

▶ 감염병 예방법의 목적
- 국민건강에 위해(危害)가 되는 감염병의 발생과 유행을 방지하고, 그 예방 및 관리를 위하여 필요한 사항을 규정함으로써 국민건강의 증진 및 유지에 이바지함.

**02** 1군 감염병으로 맞지 않은 것은?

① 콜레라  ② 장티푸스  ③ 세균성 이질
④ 홍역  ⑤ 파라티푸스

▶ 제1군 감염병
- 마시는 물 또는 식품을 매개로 발생하고, 집단 발생의 우려가 커서 발생 또는 유행 즉시 방역대책을 수립하여야 함.
  ① 콜레라 ② 장티푸스 ③ 파라티푸스 ④ 세균성 이질 ⑤ 장출혈성 대장균 감염증 ⑥ A형 간염

**03** 간헐적으로 유행할 가능성이 있어 발생을 지속적으로 감시해야하는 감염병은?

① 1군 감염병  ② 2군 감염병
③ 3군 감염병  ④ 4군 감염병
⑤ 5군 감염병

▶ 3군 감염병
- 간헐적으로 유행할 가능성이 있어 계속 그 발생을 감시하고 방역대책의 수립이 필요함.

정답 : 1.⑤ 2.④ 3.③

**04** 다음 중 1군 감염병에 대한 내용으로 맞는 것은?

① 기생충에 감염되어 발생하는 감염병
② 예방접종을 통해 예방 및 관리가 가능한 감염병
③ 성접촉을 통하여 전파되는 감염병
④ 간헐적으로 유행할 가능성이 있어 지속적 감시가 필요
⑤ 집단 발생의 우려가 커서 발생 또는 유행 즉시 방역대책을 수립이 필요

**05** 예방접종을 통하여 예방 및 관리가 가능한 감염병은?

① 1군 감염병　　　　② 2군 감염병
③ 3군 감염병　　　　④ 4군 감염병
⑤ 5군 감염병

**06** 국가예방접종사업의 대상이 되는 감염병으로 맞는 것을 모두 고르면?

| 가. 수두 | 나. 성홍열 |
|---|---|
| 다. 백일해 | 라. 브루셀라증 |

① 가, 나, 다　　② 가, 다　　③ 나, 라
④ 라　　⑤ 가, 나, 다, 라

---

▶ **단원정리문제 해설**

▶ 제1군 감염병
- 마시는 물 또는 식품을 매개로 발생하고 집단 발생의 우려가 커서 발생 또는 유행 즉시 방역대책을 수립하여야 함.
① 콜레라 ② 장티푸스 ③ 파라티푸스 ④ 세균성 이질 ⑤ 장출혈성 대장균 감염증 ⑥ A형 간염

▶ 제2군 감염병
- 예방접종을 통하여 예방 및 관리가 가능하여 국가예방접종사업의 대상이 됨.
① 디프테리아 ② 백일해 ③ 파상풍 ④ 홍역 ⑤ 유행성 이하선염 ⑥ 풍진 ⑦ 폴리오 ⑧ B형 간염 ⑨ 일본뇌염 ⑩ 수두

▶ 5번 해설 참조

정답 : 4_⑤　5_②　6_②

**07** 감염병의 병원체를 확인할 수 있는 기관으로 맞는 것을 모두 고르면?

| 가. 질병관리본부 | 나. 의과대학 |
|---|---|
| 다. 국립검역소 | 라. 보건소 |

① 가, 나, 다  ② 가, 다  ③ 나, 라
④ 라  ⑤ 가, 나, 다, 라

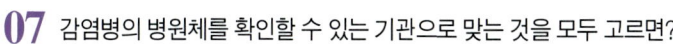
**단원정리문제 해설**

▶ 감염병의 병원체를 확인할 수 있는 기관의 종류
① 질병관리본부 ② 국립검역소 ③ 보건환경연구원 ④ 보건소 ⑤ 진단검사의학과 전문의가 상근하는 의료기관 ⑥ 의과대학 ⑦ 대한결핵협회(시·도지부 포함) ⑧ 한센 병 환자 등의 치료와 재활을 지원할 목적으로 설립된 기관(시·도지부 포함)

**08** 외부에 유출된 경우 국민건강에 심각한 위험을 초래할 수 있는 감염병 병원체로 보건복지부령으로 정한 것은?

① 제1군 감염병  ② 고위험병원체
③ 의료관련 감염병  ④ 생물테러감염병
⑤ 제5군 감염병

▶ 고위험병원체
- 생물테러의 목적으로 이용되거나 사고 등에 의하여 외부에 유출될 경우 국민건강에 심각한 위험을 초래할 수 있는 감염병병원체로서 보건복지부령으로 정하는 것을 말함.

**09** 역학조사에 대한 설명으로 맞는 것을 모두 고르면?

| 가. 감염병환자의 발생 규모를 파악 |
|---|
| 나. 감염원을 추적 |
| 다. 감염병 예방접종의 이상 원인 규명 |
| 라. 감염병환자의 치료 활동 |

① 가, 나, 다  ② 가, 다  ③ 나, 라
④ 라  ⑤ 가, 나, 다, 라

▶ 역학조사
- 감염병환자, 감염병의사환자 또는 병원체보유자 (이하 "감염병환자 등"이라 한다.)가 발생한 경우 감염병의 차단과 확산 방지 등을 위하여 감염병환자 등의 발생 규모를 파악하고 감염원을 추적하는 등의 활동과 감염병 예방접종 후 이상반응 사례가 발생한 경우 그 원인을 규명하기 위하여 하는 활동을 말함.

정답: 7_⑤ 8_② 9_①

**10** 감염병 예방을 위한 국가 및 지자체의 시행사업으로 맞는 것을 모두 고르면?

> 가. 감염병 관리사업의 평가
> 나. 감염병에 대한 정보의 수집과 분석
> 다. 한센병 예방 및 진료업무를 하는 단체에 대한 지원
> 라. 감염병환자 등의 진료 및 보조

① 가, 나, 다 ② 가, 다 ③ 나, 라
④ 라 ⑤ 가, 나, 다, 라

 단원정리문제 해설

▶ 감염병 예방을 위한 국가 및 지자체의 사업
 - 감염병의 예방 및 방역대책
 - 감염병환자 등의 진료 및 보호
 - 감염병 예방을 위한 예방접종 계획의 수립 및 시행
 - 감염병에 관한 교육 및 홍보
 - 감염병에 관한 정보의 수집·분석 및 제공
 - 감염병에 관한 조사·연구
 - 감염병 병원체 검사·보존·관리 및 약제내성 감시(약제 내성 감시)
 - 감염병 예방을 위한 전문인력의 양성
 - 감염병 관리 정보 교류 등을 위한 국제협력
 - 감염병의 치료 및 예방을 위한 약품 등의 비축
 - 감염병 관리 사업의 평가
 - 기후 변화에 따른 감염병 발생 조사 연구 및 예방대책 수립
 - 한센병의 예방 및 진료 업무를 수행하는 법인 또는 단체에 대한 지원

**11** 감염병 관리사업 지원기구의 운영에 대한 내용으로 맞는 것을 모두 고르면?

> 가. 민간전문가로 구성
> 나. 국가 및 지자체로부터의 예산지원을 받지 못함.
> 다. 보건복지부장관 및 시·도지사의 업무 지원
> 라. 설치 및 운영, 지원에 필요한 사항은 보건복지부령으로 정함.

① 가, 나, 다 ② 가, 다 ③ 나, 라
④ 라 ⑤ 가, 나, 다, 라

▶ 감염병 관리사업 지원기구의 운영
 - 보건복지부장관 및 시·도지사는 제7조에 따른 기본계획 및 시행계획의 시행과 국제협력 등의 업무를 지원하기 위하여 민간전문가로 구성된 감염병 관리사업 지원기구를 둘 수 있음.
 - 국가 및 지방자치단체는 감염병 관리사업 지원기구의 운영 등에 필요한 예산을 지원할 수 있음.
 - 제1항 및 제2항에 따른 감염병 관리사업 지원기구의 설치·운영 및 지원 등에 필요한 사항은 대통령령으로 정함.

정답 : 10_⑤ 11_②

**12** 감염병관리위원회의 구성에 대한 내용으로 맞지 않은 것은?

① 1명의 위원장과 1명의 부위원장을 포함 20명 이내의 위원으로 구성한다.
② 위원회의 효율적 업무 수행을 위해 분야별 전문위원회를 둔다.
③ 위원은 보건복지부 장관이 임명하거나 위촉한다.
④ 위원장은 보건복지부장관이 맡는다.
⑤ 부위원장은 위원 중에서 위원장이 지명한다.

**13** 의사나 한의사가 소속 의료기관의 장 또는 관할 보건소장에게 신고해야 하는 경우를 모두 고르면?

> 가. 감염병환자 등을 진단하거나 사체를 검안한 경우
> 나. 예방접종 후 이상 반응자를 진단
> 다. 예방접종 이상자의 사체 검안
> 라. 감염병환자 등이 1군부터 4군 감염병에 해당하는 감염병으로 사망한 경우

① 가, 나, 다    ② 가, 다    ③ 나, 라
④ 라    ⑤ 가, 나, 다, 라

**14** 의사가 진단한 즉시 관할 보건소장에게 신고하여야 하는 것은?

① 결핵    ② 수두    ③ 비브리오 패혈증
④ 성홍열    ⑤ 계절성 인플루엔자

---

▶ 위원회의 구성
- 위원회는 위원장 1명과 부위원장 1명을 포함하여 20명 이내의 위원으로 구성
- 위원장은 보건복지부차관이 되고, 부위원장은 위원 중에서 위원장이 지명하며, 위원은 다음 각 호의 어느 하나에 해당하는 사람 중에서 보건복지부장관이 임명하거나 위촉하는 사람으로 함.
  · 감염병의 예방 또는 관리업무를 담당하는 공무원
  · 감염병을 전공한 의료인
  · 감염병과 관련된 전문지식을 소유한 사람
  · 비영리 민간단체가 추천하는 사람
  · 그 밖에 감염병에 관한 지식과 경험이 풍부한 사람
- 위원회의 업무를 효율적으로 수행하기 위하여 위원회의 위원과 외부전문가로 구성되는 분야별 전문위원회를 둘 수 있음.

▶ 의사 또는 한의사는 그 사실을 관할 보건소장에게 신고하여야 하는 경우
1) 감염병환자 등을 진단하거나 그 사체를 검안한 경우
2) 예방접종 후 이상반응자를 진단하거나 그 사체를 검안한 경우
3) 감염병환자 등이 제1군 감염병부터 제4군 감염병까지 해당하는 감염병으로 사망한 경우

▶ 보건소장에게 감염병 신고해야 하는 것
- 진단 즉시 신고 : 1군, 2군, 3군, 4군, 탄저 + 예방접종 후 이상반응자
- 7일 이내 신고 : 탄저 제외한 3군 + 5군, 지정 감염병

정답 : 12_④  13_⑤  14_②

**15** 7일 이내에 관할 보건소장에게 신고하여야 하는 감염병을 모두 고르면?

| 가. 제1군 감염병 | 나. 제2군 감염병 |
| 다. 제3군 감염병 | 라. 지정 감염병 |

① 가, 나, 다    ② 가, 다    ③ 나, 라
④ 라    ⑤ 가, 나, 다, 라

> ▶ 제1항에 따라 보고를 받은 의료기관의 장은 제1군 감염병부터 제4군 감염병까지의 경우에는 지체 없이, 제5군 감염병 및 지정 감염병의 경우에는 7일 이내에 관할 보건소장에게 신고하여야 함.

**16** 감염병 발생 시 역학 조사를 실시해야 하는 책임자로 맞지 않은 것은?

① 질병관리본부장    ② 보건복지부장관
③ 도지사    ④ 특별시장
⑤ 구청장

> ▶ 질병관리본부장, 시·도지사 또는 시장·군수·구청장은 감염병이 발생하여 유행할 우려가 있다고 인정하면 지체 없이 역학조사를 하여야 함.

**17** 감염병표본감시기관의 장에게 감염병표본감시와 관련하여 필요한 자료 제출을 요구할 수 있는 사람은?

| 가. 도지사 | 나. 구청장 |
| 다. 광역시장 | 라. 보건소장 |

① 가, 나, 다    ② 가, 다    ③ 나, 라
④ 라    ⑤ 가, 나, 다, 라

> ▶ 보건복지부장관, 시·도지사 또는 시장·군수·구청장은 감염병 표본감시기관의 장에게 감염병의 표본감시와 관련하여 필요한 자료의 제출을 요구하거나 감염병의 예방·관리에 필요한 협조를 요청할 수 있으며, 표본감시기관은 특별한 사유가 없으면 이에 따라야 함.

정답 : 15_④  16_②  17_①

**18** 역학조사반의 구성에 대한 내용으로 맞는 것을 모두 고르면?

> 가. 중앙역학조사반은 30인 이내로 구성
> 나. 시·도 역학조사반은 20인 이내로 구성
> 다. 역학조사반원은 질병관리본부장 또는 시·도지사가 임명
> 라. 예방접종 업무를 담당하는 공무원

① 가, 나, 다     ② 가, 다     ③ 나, 라
④ 라     ⑤ 가, 나, 다, 라

**19** 역학조사반에 임명 또는 위촉될 수 없는 대상은?

① 간호사     ② 조산사
③ 치기공사     ④ 역학조사관
⑤ 방역업무 종사공무원

**20** 중앙역학조사반의 임무로 맞지 않은 것은?

① 역학조사 계획의 수립, 시행 및 평가
② 역학조사에 대한 교육훈련
③ 감염병에 대한 역학적인 연구
④ 감염병 발생, 유행에 대한 사례 수집 및 분석
⑤ 보건소의 감염병 감시 및 역학조사의 기술 지원

---

**단원정리문제 해설**

▶ - 중앙역학조사반은 30명 이내, 시·도 역학조사반 및 시·군·구 역학조사반은 각각 20명 이내의 반원으로 구성한다.
- 역학조사반원은 다음 각 호의 어느 하나에 해당하는 사람 중에서 질병관리본부장, 시·도지사 및 시장·군수·구청장이 각각 임명하거나 위촉한다.

▶ 역학조사반
- 방역·역학 조사 또는 예방접종 업무를 담당하는 공무원
- 역학조사관
- 공중보건의사
- 의료인
- 그 밖의 감염병 등 관련 분야 전문가

▶ 중앙역학조사반의 임무
- 역학조사 계획의 수립, 시행 및 평가
- 역학조사의 실시 기준 및 방법의 개발
- 역학조사에 대한 교육 훈련
- 감염병에 대한 역학적인 연구
- 감염병의 발생·유행 사례 및 예방접종 후 이상반응의 발생 사례 수집, 분석 및 제공
- 시·도 역학조사반에 대한 기술 지도 및 평가

정답 : 18 ①   19 ③   20 ⑤

**21** 질병관리본부장이 역학조사를 실시하여야 하는 경우를 모두 고르면?

> 가. 두 곳 이상의 시·도에서 역학조사가 동시에 필요한 경우
> 나. 예방접종 후 이상반응에 관한 조사가 긴급히 필요한 경우
> 다. 시·도지사의 역학조사가 불충분한 경우
> 라. 시·도지사의 역학조사가 불가능하다고 판단한 경우

① 가, 나, 다  ② 가, 다  ③ 나, 라
④ 라  ⑤ 가, 나, 다, 라

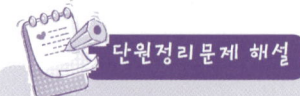

▶ 모두 맞는 내용임.

**22** 역학조사의 내용으로 맞지 않은 것은?

① 감염병환자 등의 인적사항
② 감염병환자 등의 발병일, 발병장소
③ 감염병의 감염원인 및 경로
④ 감염병환자의 진료기록
⑤ 역학조사 실시 기준 개발

▶ 감염병의 역학조사 내용
① 감염병환자 등의 인적사항
② 감염병환자 등의 발병일, 발병장소
③ 감염병의 감염원인 및 경로
④ 감염병환자 등에 관한 진료 기록
⑤ 그 밖에 감염병의 원인 규명과 관련된 사항

**23** 예방접종 이후의 이상반응 역학조사 내용으로 맞지 않은 것은?

① 예방접종 후 이상반응자의 인적 사항
② 예방접종기관 및 접종일시, 접종내용
③ 예방접종 이상반응으로 인한 피해 보상
④ 예방접종약에 관한 사항
⑤ 이상반응의 원인 규명과 관련된 사항

▶ 예방접종 후 이상반응의 역학조사 내용
① 예방접종 후 이상반응자의 인적사항
② 예방접종기관, 접종 일시 및 접종 내용
③ 예방접종 후 이상반응에 관한 진료 기록
④ 예방접종약에 관한 사항
⑤ 그 밖에 예방접종 후 이상반응의 원인 규명과 관련된 사항

정답 : 21_⑤  22_⑤  23_③

**24** 고위험 병원체를 분리하거나 분리된 고위험 병원체를 이동하려는 자는 지체없이 (　)에 신고하여야 한다. (　) 안에 들어갈 말로 알맞은 것은?

① 질병관리본부장
② 보건복지부장관
③ 시·도지사
④ 구청장
⑤ 관할 보건소장

▶ 고위험병원체의 분리 및 이동 신고
- 감염병 환자, 식품, 동식물, 그 밖의 환경 등으로부터 고위험병원체를 분리하거나 이미 분리된 고위험병원체를 이동하려는 자는 지체 없이 고위험병원체의 명칭, 분리된 검체명, 분리 일시 또는 이동계획을 보건복지부장관에게 신고함.

**25** 진단 및 학술연구 목적으로 고위험병원체를 국내로 반입하는 경우 누구의 허가를 받아야 하는가?

① 질병관리본부장
② 보건복지부장관
③ 관할 보건소장
④ 시·도지사
⑤ 대통령

▶ 고위험병원체의 반입 허가 등 (제22조)
- 감염병의 진단 및 학술연구 등을 목적으로 고위험병원체를 국내로 반입하려는 자는 대통령령으로 정하는 요건을 갖추어 보건복지부장관의 허가를 받아야 함.

**26** 기생충에 감염되어 발생하며, 정기적인 조사를 통한 감시가 필요한 감염병은?

① 1군 감염병
② 2군 감염병
③ 3군 감염병
④ 4군 감염병
⑤ 5군 감염병

▶ 제5군 감염병
- 기생충에 감염되어 발생하는 감염병으로서 정기적인 조사를 통한 감시가 필요하여 보건복지부령으로 정하는 감염병을 말함.
① 회충증 ② 편충증 ③ 요충증 ④ 간흡충증 ⑤ 폐흡충증 ⑥ 장흡충증

정답 : 24_② 25_② 26_⑤

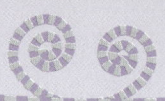

**27** 3군 감염병에 해당하는 것으로 맞는 것을 모두 고르면?

| 가. 백일해 | 나. 파상풍 |
| 다. 장출혈성 대장균 감염증 | 라. 매독 |

① 가, 나, 다   ② 가, 다   ③ 나, 라
④ 라        ⑤ 가, 나, 다, 라

**28** 의사를 제외한 신고자의 의무로 맞는 것을 모두 고르면?

가. 의사나 한의사의 진단이나 검안을 요구
나. 5군 감염병환자의 경우 7일 이내에 신고
다. 관할 보건소장에게 신고
라. 보건복지부장관에게 신고

① 가, 나, 다   ② 가, 다   ③ 나, 라
④ 라        ⑤ 가, 나, 다, 라

**29** 감염병 표본 감시 활동에 대한 내용으로 맞지 않은 것은?

① 보건의료기관이나 그 밖의 기관 또는 단체를 감염병표본감시 기관으로 지정할 수 있다.
② 표본감시기관의 장은 시장·군수·구청장에게 표본감시와 관련된 자료를 요구할 수 있다.
③ 보건복지부장관은 표본감시 활동에 필요한 경비를 지원할 수 있다.
④ 시·도지사는 수집한 정보 중 국민건강에 관한 중요한 내용은 국민에게 제공해야 한다.
⑤ 표본감시의 대상이 되는 감염지정 등에 관하여 필요한 사항은 보건복지부령으로 정하다.

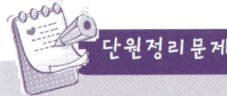

▶ 제3군 감염병
 - 간헐적으로 유행할 가능성이 있어 계속 그 발생을 감시하고 방역 대책의 수립이 필요함.
 ① 말라리아 ② 결핵 ③ 한센병 ④ 성홍열 ⑤ 수막구균성 수막염 ⑥ 레지오넬라증 ⑦ 비브리오패혈증 ⑧ 발진티푸스 ⑨ 발진열 ⑩ 쯔쯔가무시증 ⑪ 렙토스피라증 ⑫ 브루셀라증 ⑬ 탄저 ⑭ 공수병 ⑮ 신증후군출혈열 ⑯ 인플루엔자 ⑰ 후천성 면역결핍증 (AIDS) ⑱ 매독 ⑲ 크로이츠펠트-야콥병 (CJD) 및 변종크로이츠펠트-야콥병 (vCJD)

▶ 제1군 감염병 감염병환자 등 또는 제1군 감염병이나 그 의사증 (擬似症)으로 인한 사망자가 있을 경우와 제2군 감염병부터 제4군 감염병까지에 해당하는 감염병 중 보건복지부령으로 정하는 감염병이 발생한 경우에는 의사나 한의사의 진단이나 검안을 요구하거나 해당 주소지를 관할하는 보건소장에게 신고

▶ 감염병 표본감시
 - 보건복지부장관은 감염병 발생의 의과학적인 감시를 위하여 보건의료기관이나 그 밖의 기관 또는 단체를 감염병표본감시기관으로 지정할 수 있음.
 - 보건복지부장관, 시·도지사 또는 시장·군수·구청장은 감염병표본감시기관의 장에게 감염병의 표본감시와 관련하여 필요한 자료의 제출을 요구하거나 감염병의 예방·관리에 필요한 협조를 요청할 수 있으며, 표본감시기관은 특별한 사유가 없으면 이에 따라야 함.
 - 보건복지부장관, 시·도지사 또는 시장·군수·구청장은 수집한 정보 중 국민건강에 관한 중요한 정보를 관련 기관·단체·시설 또는 국민들에게 제공하여야 함.
 - 보건복지부장관, 시·도지사 또는 시장·군수·구청장은 표본감시 활동에 필요한 경비를 표본감시기관에 지원할 수 있음.
 - 제1항에 따른 표본감시의 대상이 되는 감염병 및 표본감시기관의 지정 등에 관하여 필요한 사항은 보건복지부령으로 정함.

정답 : 27_④  28_②  29_②

**30** 예방접종 이상반응 명부의 보관 기간으로 맞는 것은?

① 3년 ② 5년 ③ 6년
④ 7년 ⑤ 10년

> ▶ 보건소장은 감염병환자 등의 명부 (전자문서 포함)를 작성하고, 3년간 보존하고, 예방접종 후 이상반응자의 명부는 10년간 보관

**31** 가축감염병 중 즉시 질병관리본부장에게 통보해야 하는 것을 모두 고르면?

```
가. 탄저
나. 광견병
다. 대통령령으로 정한 인수공통감염병
라. 고병원성 조류인플루엔자
```

① 가, 나, 다 ② 가, 다 ③ 나, 라
④ 라 ⑤ 가, 나, 다, 라

> ▶ 즉시 질병관리본부장에게 통보해야 하는 가축 감염병
> - 탄저
> - 고병원성 조류인플루엔자
> - 광견병
> - 대통령령으로 정하는 인수공통감염병

**32** 감염병환자 등의 명부의 보존 기간은?

① 3년 ② 5년 ③ 6년
④ 7년 ⑤ 10년

> ▶ 30번 해설 참조

정답 : 30_⑤ 31_⑤ 32_①

**33** 보건복지부장관이 감염병의 관리 및 감염실태를 파악하기 위한 실태조사를 실시하는 방법으로 맞는 것을 모두 고르면?

> 가. 감염병환자 등에 대한 설문조사
> 나. 의료기관을 대상으로 하는 조사
> 다. 국민건강보험 및 의료 급여 관련자료조사
> 라. 일반국민의 검체검사

① 가, 나, 다  ② 가, 다  ③ 나, 라
④ 라  ⑤ 가, 나, 다, 라

▶ 실태조사 방법
- 감염병환자 등에 대한 설문조사 및 검체검사
- 의료기관을 대상으로 하는 조사
- 국민건강보험 및 의료급여 관련 자료에 의한 조사
- 일반국민에 대한 표본설문조사 및 검체검사

**34** 병원체 보유자에 대한 설명으로 맞는 것은?

① 임상적 증상이 없다.
② 감염병 병원체를 보유하지 않는다.
③ 감염병 병원체가 인체에 침입한 것으로 의심된다.
④ 병원체가 침입하여 증상을 보인다.
⑤ 감염병 의사환자와 감염병환자를 포함하는 집단이다.

▶ "병원체 보유자"란 임상적인 증상은 없으나, 감염병 병원체를 보유하고 있는 사람을 말함.

**35** 질병관리본부장이 의약품 제조업자로 하여금 예방접종약을 미리 생산하게 할 수 있는 경우로 맞는 것은?

> 가. 원료를 외국으로부터 수입할 경우
> 나. 시범접종에 사용할 목적으로 생산할 경우
> 다. 생산기간이 6월 이상 소요될 경우
> 라. 예방접종약의 국내공급이 부족하다고 판단될 경우

① 가, 나, 다  ② 가, 다  ③ 나, 라
④ 라  ⑤ 가, 나, 다, 라

▶ 모두 맞는 내용임.

정답 : 33_⑤  34_①  35_⑤

**36** 의료기관을 감염병 관리기관으로 지정하는 자로 맞게 조합된 것은?

| 가. 보건복지부장관 | 나. 시·도지사 |
|---|---|
| 다. 질병관리본부장 | 라. 시·군·구청장 |

① 가, 나, 다  ② 가, 다  ③ 나, 라
④ 라  ⑤ 가, 나, 다, 라

▶ 시·도지사 또는 시장·군수·구청장은 의료기관을 감염병 관리기관으로 지정할 수 있음.

**37** 감염병 위기관리 대책을 수립·시행하는 사람은 누구인가?

① 보건복지부장관  ② 질병관리본부장
③ 시·도지사  ④ 시·군·구청장
⑤ 보건소장

▶ 시·도별 감염병 위기관리 대책의 수립
 - 보건복지부장관은 수립한 감염병 위기관리 대책을 시·도지사에게 통보

**38** 감염병 관리기관으로 맞는 것은?

| 가. 격리소 | 나. 요양소 |
|---|---|
| 다. 진료소 | 라. 보건소 |

① 가, 나, 다  ② 가, 다  ③ 나, 라
④ 라  ⑤ 가, 나, 다, 라

▶ 감염병 관리기관은 격리진료실 또는 격리병실을 갖춘 감염병 관리 시설, 격리소, 요양소, 진료소 등이다.

정답 : 36_③ 37_① 38_①

**39** 감염병에 대한 강제처분을 내릴 수 있는 자로 맞는 것은?

| 가. 보건복지부장관 | 나. 시·도지사 |
| --- | --- |
| 다. 시·군·구청장 | 라. 질병관리본부장 |

① 가, 나, 다  ② 가, 다  ③ 나, 라
④ 라  ⑤ 가, 나, 다, 라

▶ 감염병에 관한 강제 처분
  - 보건복지부장관
  - 시·도지사
  - 시장·군수·구청장

**40** 다음 중 강제처분을 받을 수 있는 감염병으로 맞지 않은 것은?

① 제1군 감염병
② 제2군 감염병 중 디프테리아
③ 제3군 감염병 중 발진열
④ 제4군 감염병
⑤ 생물테러감염병

▶ 제1군 감염병, 제2군 감염병 중 디프테리아, 홍역 및 폴리오, 제3군 감염병 중 결핵, 성홍열 및 수막구균성 수막염, 제4군 감염병 중 보건복지부장관이 정하는 감염병, 세계보건기구 감시대상 감염병, 생물테러감염병

**41** 건강 진단 및 예방접종의 조치를 취해야 하는 자로 맞지 않은 것은?

① 감염병환자 가족
② 감염병환자와 접촉한 자
③ 감염병환자 동거인
④ 감염병 발생지역에 출입하는 사람
⑤ 감염병 발생지역의 옆 지역에 사는 사람

▶ 감염병 환자 등의 가족 또는 그 동거인, 감염병 발생지역에 거주하는 사람 또는 그 지역에 출입하는 사람, 감염병 환자 등과 접촉하여 감염병에 감염되었을 것으로 의심되는 사람

정답 : 39_① 40_③ 41_⑤

**42** 감염병이 유행하면 방역조치를 취하는 자로 맞는 것은?

| 가. 특별자치도지사 | 나. 질병관리본부장 |
|---|---|
| 다. 시·군·구청장 | 라. 보건복지부장관 |

① 가, 나, 다　　② 가, 다　　③ 나, 라
④ 라　　　　　　⑤ 가, 나, 다, 라

▶ 특별자치도지사 또는 시장·군수·구청장은 감염병이 유행하면 감염병 전파를 막기 위하여 조치를 취함.

**43** 감염병 유행에 대한 방역조치로 맞지 않은 것은?

① 감염병 병원체에 오염되었다고 인정되는 장소의 교통을 일정한 기간 차단한다.
② 감염병 병원체에 감염되었다고 의심되는 사람을 일정한 기간 격리한다.
③ 감염병 병원체에 오염된 장소에 대한 소독한다.
④ 건강진단, 시체검안 또는 해부를 실시한다.
⑤ 일정한 장소에서 세탁하는 것을 막거나 오물을 일정한 장소에서 처리하도록 명한다.

▶ 건강진단, 시체검안 또는 해부를 실시하는 감염병의 예방조치이다.

**44** 다음 중 시·도지사 또는 시장·군수·구청장이 감염병을 예방할 때 시행하는 것으로 맞지 않은 것은?

① 감염병 발생지역에 출입한 자를 감시
② 흥행, 집회, 제례 또는 그 밖의 여러사람의 집합을 제한하거나 금지
③ 감염병 전파의 위험성이 있는 음식물의 판매·수령을 금지
④ 감염병 유행기간 중 의료업자나 그 밖에 필요한 의료관계 요원을 동원
⑤ 쥐, 위생해충 또는 그 밖의 감염병 매개동물의 구제

▶ 감염병 병원체에 감염되었다고 의심되는 자를 적당한 장소에 일정한 기간 입원 또는 격리

정답 : 42_② 43_④ 44_①

Chapter 03 감염병의 예방 및 관리에 관한 법률 | 163

**45** 감염병을 예방하기 위하여 청소나 소독을 실시하여야 하는 자로 맞는 것은?

| 가. 시·군·구청장 | 나. 보건복지부장관 |
| --- | --- |
| 다. 시·도지사 | 라. 질병관리본부장 |

① 가, 나, 다  ② 가, 다  ③ 나, 라
④ 라  ⑤ 가, 나, 다, 라

▶ 소독의무 (제51조)
- 특별자치도지사 또는 시장·군수·구청장은 감염병을 예방하기 위하여 청소나 소독을 실시하거나 쥐, 위생해충 등의 구제 조치를 실시하여야 하며, 이를 실시하기 위하여 관할 보건소마다 방역 기동반을 편성·운영할 수 있다.

**46** 소독을 실시하여야 하는 시설로 맞지 않은 것은?

① 연면적 300제곱미터 이상의 식품 접객업소
② 기숙사 및 50인 이상을 수용할 수 있는 합숙소
③ 의원급 의료기관
④ 300세대 이상의 공동주택
⑤ 객석수 300석 이상의 공연장

▶ - 종합병원, 병원, 요양병원, 치과병원 및 한방병원이 해당
- 시장, 대형점, 백화점, 쇼핑센터 및 도매 센터
- 학교 (초·중·고)
- 영·유아 보육 시설 및 유치원 (50인 이상 수용) 등

**47** 소독업자가 특별자치도지사 또는 시장·군수·구청장에게 신고하여야 하는 휴업 일수는 얼마인가?

① 10일  ② 20일  ③ 30일
④ 6개월  ⑤ 1년

▶ 소독업자가 그 영업을 30일 이상 휴업하거나 폐업 또는 재개업하려면 보건복지부령으로 정하는 바에 따라 특별자치도지사 또는 시장·군수·구청장에게 신고하여야 함.

정답 : 45_② 46_③ 47_③

**48** 소독업자가 시설·장비 및 인력기준을 갖추지 못한 경우 시정 명령을 내릴 수 있는 기간으로 맞는 것은?

① 3일 ② 1개월 ③ 6개월
④ 1년 ⑤ 2년

▶ 특별자치도지사 또는 시장·군수·구청장은 소독업자에게 1개월 이상의 기간을 정하여 그 위반사항을 시정하도록 명할 수 있음.

**49** 다음 중 소독업자에게 6개월 이내의 영업정지를 내릴 수 있는 사항이 아닌 것은?

① 영업정지 기간 중에 소독업을 한 경우
② 소속공무원의 검사 및 질문을 거부·방해 또는 기피한 경우
③ 소독 실시사항을 기록·보존하지 아니한 경우
④ 시정명령에 따르지 아니한 경우
⑤ 변경신고를 하지 아니한 경우

▶ 영업정지기간 중에 소독업을 한 경우는 영업소의 폐쇄

**50** 감염병 예방에 관한 업무를 처리하기 위하여 보건복지부 또는 시·도에 두는 자로 맞는 것은?

① 검역위원 ② 방역관 ③ 예방위원
④ 보건소장 ⑤ 질병관리본부장

▶ 방역관 : 감염병 예방에 관한 업무를 처리하기 위하여 보건복지부 또는 시·도에 방역관을 둠.
▶ 역학조사관 : 감염병 역학조사에 관한 사무를 처리하기 위하여 보건복지부 또는 시·도에 역학조사관을 둘 수 있음.

**51** 시·도가 보조할 경비는 시·군·구가 부담할 경비의 얼마인가?

① 2분의 1 ② 3분의 1 ③ 3분의 2
④ 4분의 1 ⑤ 4분의 2

▶ 시·도 (특별자치도는 제외한다)의 경비 보조액은 시·군·구가 부담하는 금액의 3분의 2로 함.

정답 : 48_② 49_① 50_② 51_③

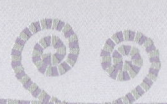

**52** 검역위원의 직무로 맞지 않은 것은?

① 감염경로의 추적 등 역학 조사
② 감염병 병원체에 오염된 물품 수거, 파기, 매몰 또는 폐쇄
③ 감염병 병원체에 오염된 장소의 소독
④ 감염병에 대한 역학적인 연구
⑤ 감염병환자 등의 추적, 입원치료 및 감시

▶ 감염병에 대한 역학적인 연구는 역학조사관의 업무이다.

**53** 예방위원에 대한 설명으로 맞지 않은 것은?

① 예방위원은 무보수로 일한다.
② 공중보건 분야에 학식과 경험이 풍부하다고 인정하는 자를 임명할 수 있다.
③ 인구 2만명 당 1명의 비율로 유급위원을 둘 수 있다.
④ 시·도지사가 임명한다.
⑤ 감염병 발생의 정보수집 및 판단 업무를 한다.

▶ 특별자치도지사 또는 시장·군수·구청장이 예방위원을 둔다.

**54** 예방위원의 직무로 맞지 않은 것은?

① 위생교육에 관한 사항
② 감염병 발생의 정보수집 및 판단에 관한 사항
③ 감염병 병원체 규명, 감염원의 조사
④ 감염병환자 등의 관리 및 치료에 관한 기술자문에 관한 사항
⑤ 역학조사에 관한 사항

▶ 감염병 병원체 규명, 감염원의 조사는 검역위원의 직무이다.

정답 : 52_④  53_④  54_③

**55** 예방위원으로 임명할 수 있는 자로 맞는 것은?

| 가. 한의사 | 나. 약사 |
| --- | --- |
| 다. 수의사 | 라. 치과의사 |

① 가, 나, 다   ② 가, 다   ③ 나, 라
④ 라   ⑤ 가, 나, 다, 라

▶ 예방위원으로 임명할 수 있는 자는 의사, 한의사, 수의사 또는 약사이다.

**56** 다음 중 시·도가 부담하는 경비로 맞지 않은 것은?

① 내국인 감염병환자 등의 입원치료, 조사, 진찰 등에 드는 경비
② 식수 공급에 드는 경비
③ 건강진단, 예방접종 등에 드는 경비
④ 예방위원의 배치에 드는 경비
⑤ 교통 차단으로 생업이 어려운 자에 대한 최저생계비 지원

▶ 예방위원의 배치에 드는 경비는 특별자치도,·시·군·구가 부담하는 경비이다.

**57** 다음 중 국고가 부담해야 하는 경비로 맞지 않은 것은?

① 건강진단, 예방접종 등에 드는 경비
② 예방접종 등으로 인한 피해보상을 위한 경비
③ 표본감시 활동에 드는 경비
④ 예방접종약품의 생산 및 연구 등에 드는 경비
⑤ 감염병 교육 및 홍보를 위한 경비

▶ 건강진단, 예방접종 등에 드는 경비는 시·도가 부담하는 경비이다.

정답 : 55_① 56_④ 57_①

**58** 국가가 보조할 경비는 시·도가 부담할 경비의 얼마 이상인가?

① 4분의 3 ② 4분의 2 ③ 3분의 2
④ 3분의 1 ⑤ 2분의 1

**59** 본인으로부터 징수할 수 있는 경비로 맞는 것은?

| 가. 진찰비 | 나. 장제비 |
|---|---|
| 다. 입원비 | 라. 간병비 |

① 가, 나, 다 ② 가, 다 ③ 나, 라
④ 라 ⑤ 가, 나, 다, 라

**60** 보건복지부장관은 예방접종에 따른 피해보상청구가 있는 날부터 몇 일 이내에 질병, 장애 또는 사망에 해당하는지를 결정하여야 하는가?

① 30일 ② 60일 ③ 90일
④ 120일 ⑤ 6개월

**61** 예방접종에 따른 피해보상을 받기 위해서는 누구에게 신청하여야 하는가?

① 질병관리본부장 ② 시·도지사
③ 시·군·구청장 ④ 보건소장
⑤ 보건복지부장관

### 단원정리 문제 해설

▶ 국가가 보조할 경비 (제68조)
- 한센병의 예방 및 진료업무를 수행하는 법인 또는 단체에 대한 지원경비의 일부
- 시·도가 부담할 경비의 2분의 1 이상

▶ 입원, 진찰, 검사, 치료, 수술 등에 드는 경비를 본인이나 그 보호자로부터 징수할 수 있음.

▶ 예방접종에 따른 피해의 국가보상
- 보건복지부장관은 보상청구가 있는 날부터 120일 이내에 결정하여야 함.

▶ 보건복지부령이 정하는 서류를 첨부하여 관할 특별자치도지사 또는 시·군·구청장에게 신청

정답 : 58.⑤ 59.② 60.④ 61.③

**62** 국내에 새롭게 발생하였거나 또는 국내 유입이 우려되는 해외 유행감염병으로서 보건복지부령으로 정하는 감염병은?

① 결핵　　　② 황열　　　③ 발진열
④ 브루셀라증　⑤ 홍역

▶ 제4군 감염병으로 보건복지부장관의 긴급검색 조치가 필요함.

**63** 예방접종 피해에 대해 국가가 보상하여야 하는 것으로 맞는 것은?

> 가. 진료비 전액
> 나. 장애인이 된 자의 일시보상금
> 다. 정액간병비
> 라. 사망한 자의 장제비

① 가, 나, 다　　② 가, 다　　③ 나, 라
④ 라　　　　　⑤ 가, 나, 다, 라

▶ 예방접종에 따른 피해의 국가보상
  - 질병으로 진료를 받은 사람 : 진료비 전액 및 정액간병비
  - 장애인이 된 사람 : 일시보상금
  - 사망한 사람 : 대통령령으로 정하는 유족에 대한 일시보상금 및 장제비

**64** 특별자치도지사 또는 시장·군수·구청장이 청문을 해야 하는 경우는 무엇인가?

① 영업소 개설　　② 영업소 정지
③ 영업소 양도　　④ 영업소 폐쇄
⑤ 영업소 재개설

▶ 특별자치도지사 또는 시장·군수·구청장은 영업소의 폐쇄를 명하려면 청문을 하여야 한다.

정답 : 62_① 63_⑤ 64_④

**65** 보건복지부장관의 권한은 대통령령으로 정하는 바에 따라 그 일부를 누구에게 위임할 수 있는가?

| 가. 시·도지사 | 나. 시·군·구청장 |
| --- | --- |
| 다. 질병관리본부장 | 라. 보건복지부장관 |

① 가, 나, 다　　② 가, 다　　③ 나, 라
④ 라　　⑤ 가, 나, 다, 라

▶ 보건복지부장관의 권한은 대통령령으로 정하는 바에 따라 그 일부를 질병관리본부장 또는 시·도지사에게 위임할 수 있다.

**66** 5년 이하의 징역 또는 5천 만원 이하의 벌금으로 맞는 것은?

① 업무 상 알게 된 비밀을 누설한 자
② 고위험병원체에 대한 안전관리 점검을 거부·방해 또는 기피한 자
③ 강제처분에 따르지 아니한 자
④ 고위험병원체의 반입 허가를 받지 아니하고 반입한 자
⑤ 소독의 기준과 방법에 따라 소독하지 아니한 자

▶ 벌칙
① 3년 이하의 징역 또는 3천 만원 이하의 벌금
② 2년 이하의 징역 또는 2천 만원 이하의 벌금
③ 300만원 이하의 벌금
⑤ 300만원 이하의 벌금

**67** 3년 이하의 징역 또는 3천 만원 이하의 벌금으로 맞는 것은?

① 역학조사를 거부·방해 또는 기피한 자
② 건강진단을 거부하거나 기피한 자
③ 입원 또는 치료를 거부한 자
④ 휴업·폐업 또는 재개업 신고를 하지 아니한 자
⑤ 업무 상 알게 된 비밀을 누설한 자

▶ 벌칙
①과 ②는 200만원 이하의 벌금
③ 300만원 이하의 벌금
④ 100만원 이하의 과태료 : 관할 시·도지사 또는 시·군·구청장이 부과 징수

정답 : 65_② 66_④ 67_⑤

**68** 2년 이하의 징역 또는 2천 만원 이하의 벌금으로 맞는 것은?

> 가. 신고를 하지 아니하거나 거짓으로 신고한 자
> 나. 예방접종증명서를 거짓으로 발급한 자
> 다. 고위험병원체에 대한 안전관리 점검을 거부·방해 또는 기피한 자
> 라. 감염병 관리시설을 설치하지 아니한 자

① 가, 나, 다  ② 가, 다  ③ 나, 라
④ 라  ⑤ 가, 나, 다, 라

▶ 벌칙
- 신고를 하지 아니하거나 거짓으로 신고한 자
- 고위험병원체에 대한 안전관리 점검을 거부·방해 또는 기피한 자

**69** 200만원 이하의 벌금으로 맞지 않은 것은?

① 소독을 하지 아니한 자
② 세대주, 관리인 등으로 하여금 신고를 하지 아니하도록 한 자
③ 해부명령을 거부한 자
④ 감염병표본감시기관의 보고 또는 신고를 방해한 자
⑤ 예방접종증명서를 거짓으로 발급한 자

▶ 소독을 하지 아니한 자는 100만원 이하의 과태료에 처한다.

**70** 과태료의 부과·징수권자로 맞는 것은?

> 가. 시·도지사  나. 보건소장
> 다. 시·군·구청장  라. 질병관리본부장

① 가, 나, 다  ② 가, 다  ③ 나, 라
④ 라  ⑤ 가, 나, 다, 라

▶ 과태료(제83조)
- 100만원 이하의 과태료: 관할 시·도지사 또는 시·군·구청장이 부과 징수

정답 : 68.② 69.① 70.②

**71** 100만원 이하의 과태료에 해당하지 않는 것은?

① 소독을 하지 아니한 자
② 보고를 하지 아니하거나 거짓으로 보고한 자
③ 소독에 관한 사항을 기록·보존하지 아니하거나 거짓으로 기록한 자
④ 휴업·폐업 또는 재개업 신고를 하지 아니한 자
⑤ 감염병 유행에 대한 방역조치에 위반한 자

▶ 감염병 유행에 대한 방역조치에 위반한 자는 300만원 이하의 벌금에 처한다.

**72** 다음 내용을 보고 문제에 해당하는 답을 적으시오.

| ① 콜레라 | ② 파라티푸스 | ③ 말라리아 |
| ④ 파상풍 | ⑤ 수두 | ⑥ 결핵 |
| ⑦ 풍진 | ⑧ 탄저 | ⑨ 황열 |
| ⑩ 발진티푸스 | ⑪ A형 간염 | ⑫ 페스트 |

1) 제 1군 감염병은?
2) 제 2군 감염병은?
3) 제 3군 감염병은?
4) 제 4군 감염병은?

▶ 제1군 감염병
 - 마시는 물 또는 식품을 매개로 발생하고, 집단 발생의 우려가 커서 발생 또는 유행 즉시 방역대책을 수립하여야 함.
 ① 콜레라 ② 장티푸스 ③ 파라티푸스 ④ 세균성 이질 ⑤ 장출혈성 대장균 감염증 ⑥ A형 간염

▶ 제2군 감염병
 - 예방접종을 통하여 예방 및 관리가 가능하여 국가예방접종사업의 대상이 됨.
 ① 디프테리아 ② 백일해 ③ 파상풍 ④ 홍역 ⑤ 유행성 이하선염 ⑥ 풍진 ⑦ 폴리오 ⑧ B형 간염 ⑨ 일본뇌염 ⑩ 수두

▶ 제3군 감염병
 - 간헐적으로 유행할 가능성이 있어 계속 그 발생을 감시하고 방역 대책의 수립이 필요함.
 ① 말라리아 ② 결핵 ③ 한센병 ④ 성홍열 ⑤ 수막구균성 수막염 ⑥ 레지오넬라증 ⑦ 비브리오패혈증 ⑧ 발진티푸스 ⑨ 발진열 ⑩ 쯔쯔가무시증 ⑪ 렙토스피라증 ⑫ 브루셀라증 ⑬ 탄저 ⑭ 공수병 ⑮ 신증후군출혈열 ⑯ 인플루엔자 ⑰ 후천성 면역결핍증 (AIDS) ⑱ 매독 ⑲ 크로이츠펠트-야콥병 (CJD) 및 변종크로이츠펠트-야콥병 (vCJD)

정답 : 71_⑤ 72_1) ①, ②, ⑪
2) ④, ⑤, ⑦ 3) ③, ⑥, ⑧, ⑩ 4) ⑨, ⑫

# Chapter 4
# 지역보건법

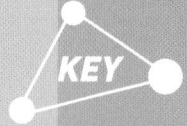

- 지역보건법에서는 지역사회에서 행해지고 있는 보건소 및 보건지소 등의 조직 및 운영에 관련된 법률입니다. 지역 보건 의료 계획의 수립과 시행에 관련된 내용을 꼼꼼히 보시고 국가, 시·도, 시·군·구에서 하는 임무 구분해서 암기하셔야 합니다.

- 보건소의 설치 및 임무, 보건소를 관장하는 사람, 기관들을 꼼꼼히 암기하셔야 합니다.

### 꼭! 알아두기

1. 국가, 시·도, 시·군·구에서 하는 임무 구분
2. 지역보건 의료계획 수립 및 내용
3. 보건소의 설치 및 업무내용
4. 과태료 및 벌금

# CHAPTER 04 지역보건법

| 법 | 일부개정 2010. 3. 26 |
| 시행령 | 타법개정 2012. 1. 6 |
| 시행규칙 | 타법개정 2012. 5. 31 |

## ▣ 목적 (제1조)

(1) 보건소 등 지역보건의료기관의 설치·운영
(2) 지역보건의료사업의 연계성 확보에 필요 사항 규정
(3) 보건행정을 합리적으로 조직·운영
(4) 보건시책을 효율적으로 추진
(5) 국민보건 향상에 이바지한다.

## ▣ 국가와 지방자치단체의 의무 (제2조)

(1) 국가
 ① 지역보건의료에 관한 조사·연구, 정보의 수집·정리 및 활용, 인력의 양성 및 자질향상에 노력
 ② 특별시·광역시·도 및 시·군·구의 보건시책의 수립·시행에 필요한 기술적·재정적 지원시책을 강구
(2) 시·도
 ① 당해 시·도의 보건시책의 추진을 위한 조사·연구, 인력확보, 자질향상 등에 노력
 ② 시·군·구 보건시책의 수립·시행에 필요한 기술적·재정적 지원을 하여야 한다.
(3) 시·군·구
 - 당해 시·군·구 보건시책의 추진을 위하여 보건소 등 지역보건의료기관의 설치·운영, 인력확보, 자질향상 등에 노력하여야 한다.

## ▣ 지역보건의료계획의 수립 등 (제3조)

(1) 시·군·구청장은 지역주민, 보건의료관련기관, 단체 및 전문가의 의견을 들어 당해 시·군·구의 지역보건의료계획을 수립한 후 당해 시·군·구 의회를 거쳐 특별시장·광역시장·도지사에게 제출하여야 한다.
(2) 시·도지사는 관할 시장·군수·구청장, 지역주민, 보건의료관련기관, 단체 및 전문가의 의견을 들어 시·도의 지역보건의료계획을 수립한 후 당해 시·도 의회의 의결을 거쳐 보건복지부장관에게 제출하여야 한다.
(3) 시·도지사 또는 시·군·구청장은 보건의료관련기관·단체에 대하여 자료제공 및 협력을 요청할 수 있으며, 요청받은 기관·단체 등은 정당한 사유가 없는한 이에 응해야 한다.
(4) 보건복지부장관 또는 시·도지사는 지역보건의료계획의 내용에 관하여 필요하다고 인정하는 경우에는 시·도지사 또는 시·군·구청장에 대하여 보건복지부장관이 정하는 조정을 권고할 수 있다.

(5) 조정권고가 필요한 경우 (시행규칙 제2조)
① 지역보건의료계획의 내용이 관계법령에 위반된 경우
② 국가 또는 특별시·광역시·도의 보건의료시책에 부합되지 아니한 경우
③ 지방자치단체의 생활권역과 행정구역이 상이함에도 불구하고 당해지방자치단체에서 이를 고려하지 아니한 경우
④ 2개 이상의 지방자치단체에 걸친 광역보건의료행정에 대해 당해지방자치단체에서 이를 고려하지 아니한 경우
⑤ 지방자치단체 간 지역보건의료계획의 내용 불균형에 현저한 불균형이 있는 경우

## 지역보건의료심의위원회의 설치 등 (시행령 제2조)

(1) 지역보건의료계획의 수립 등 지역보건의료시책의 추진에 필요한 사항에 관하여 특별시장·광역시장·도지사 또는 시장·군수·구청장의 자문에 응하기 위하여 특별시·광역시·도 및 시·군·구에 지역보건의료심의위원회를 둔다.
(2) 위원회는 다음 각 호의 사항에 관해 시·도지사 또는 시·군·구청장의 자문에 응한다.
① 지역 내 보건의료의 실태 조사에 관한 사항
② 지역보건의료계획의 수립에 관한 사항
③ 지역보건의료계획의 시행 및 시행결과의 평가에 관한 사항
④ 기타 시·도지사 또는 시장·군수·구청장이 지역보건의료시책의 추진을 위하여 필요하다고 인정하는 사항
(3) 위원회는 위원장 1인을 포함한 20인이내의 위원으로 구성하되 위원은 다음 각 호의 1에 해당하는 자 중에서 시·도지사 또는 시장·군수·구청장이 위촉 또는 임명하는 자로 한다.
① 지역주민
② 보건의료관련기관·단체임직원
③ 보건의료관련전문가
④ 관계공무원
(4) 위원회에 출석한 위원에게는 예산의 범위 안에서 수당과 여비를 지급한다. 다만, 공무원인 위원이 그 소관업무와 직접 관련하여 출석하는 경우에는 그러하지 아니하다.
(5) 조직 및 운영에 관하여 필요한 사항은 당해 지방자치단체의 조례로 정한다.

## 지역보건의료계획의 내용 (제4조)

(1) 지역보건의료계획에는 각 호의 사항이 포함되어야 한다.
① 보건의료 수요 측정
② 보건의료에 관한 장·단기 공급대책
③ 인력·조직·재정 등 보건의료자원의 조달 및 관리
④ 보건의료 전달체계
⑤ 지역보건 의료에 관련된 통계의 수집 및 정리

(2) 제(1)항에 규정한 것 외에 지역보건의료계획의 내용, 수립방법, 시기 등에 관한 필요한 사항은 대통령령으로 정한다.

(3) 지역보건의료계획의 내용 (시행령 제3조)
 - 법 제4조 제②항의 규정에 의한 시·군·구의 지역보건의료계획의 내용에는 다음 각 호의 사항이 포함되어야 한다.
  ① 지역보건 의료계획의 달성목표
  ② 지역현황과 전망
  ③ 지역보건의료기관과 민간의료기관 간의 기능분담 및 발전방향
  ④ 법 제9조의 규정에 의한 보건소 업무의 추진현황과 추진계획
  ⑤ 지역보건의료기관의 확충 및 정비계획
  ⑥ 지역보건의료와 사회복지사업 간의 연계성 확보계획

(4) 시·도의 지역보건의료계획의 내용
 - 제(1)항 각 호에 규정된 내용 외에 다음 각 호의 사항이 포함되어야 한다.
  ① 의료기관의 병상수급에 관한 사항
  ② 정신질환 등의 치료를 위한 전문치료 시설의 수급에 관한 사항
  ③ 시·군·구의 지역보건의료기관의 설치·운영의 지원에 관한 사항
  ④ 시·군·구의 지역보건의료기관 인력의 교육훈련에 관한 사항

(5) 지역보건의료계획의 수립 방법 등 (시행령 제4조)
  ① 시·도지사 및 시장·군수·구청장은 지역보건 의료계획을 수립하기 전에 지역내 보건 의료 실태와 지역 주민의 보건 의료 의식·행태 등에 대하여 자료를 수집하고 이에 필요한 조사를 실시하여야 한다.
  ② 시·도지사 또는 시장·군수·구청장은 지역보건 의료계획을 수립하는 경우에는 제(1)항의 규정에 의한 지역 내 보건의료 실태조사 결과에 따라 당해 지역에 필요한 사업 내용을 종합적으로 수립하되 국가 또는 시·도의 보건의료시책과 부합되게 수립하여야 한다.
  ③ 시·도지사 또는 시장·군수·구청장은 법 제4조 제(2)항의 규정에 의하여 지역보건의료계획을 수립하는 경우에는 그 주요 내용을 2주 이상 공고하여 지역주민의 의견을 수렴하여야 한다.

(6) 지역보건의료계획의 수립 시기 등 (시행령 제5조)
  ① 시·도지사 또는 시·군·구청장은 4년마다 수립
    - 연차별 시행계획은 매년 수립
  ② 지역보건의료계획 및 그 연차별 시행계획의 제출 시기
      a. 시장·군수·구청장의 경우에는 계획시행 전년도 6월말까지
      b. 시·도지사의 경우에는 계획시행 전년도 11월말까지
  ③ 시·도지사 또는 시장·군수·구청장은 지역 내 인구의 급격한 변화 등 예측하지 못한 보건의료 환경의 변화에 따라 필요한 경우에는 지역주민, 보건의료 관련기관·단체 및 전문가의 의견을 들어 시·도 또는 시·군·구의회의 의결을 거쳐 지역보건의료계획을 변경할 수 있다.
  ④ 계획을 변경한 시·도지사 또는 시장·군수·구청장은 지체없이 이를 보건복지부장관 또는 시·도지사에게 제출하여야 한다.

### ▣ 지역보건의료계획의 시행 (제5조)

(1) 시·도지사 또는 시·군·구청장은 보건복지부령이 정하는 바에 의해 지역보건의료계획을 시행하여야 한다.
   * 지역보건의료계획의 시행은 연차별 시행 계획에 의하여 시행
(2) 시·도지사 또는 시·군·구청장은 지역보건의료계획을 시행함에 있어 필요하다고 인정하는 때에는 보건 의료 관련 기관·단체 등에 대하여 인력·기술 및 재정지원을 할 수 있다.

### ▣ 지역보건의료계획 시행결과의 평가 (제6조, 시행령 제6조)

(1) 평가를 위하여 시·군·구청장은 당해 시·군·구의 지역보건의료계획 또는 그 연차별 시행계획의 시행 결과를 매 시행연도 다음해 2월 말까지 시·도지사에게, 시·도지사는 시행연도 다음해 3월말까지 보건복지부장관에게 각각 제출하여야 한다.
(2) 보건복지부장관 또는 시·도지사는 제(1)항의 규정에 의하여 제출받은 시행계획의 시행 결과를 평가하고자 하는 경우에는 보건복지부장관이 정하는 평가기준에 따라 평가하여야 한다.
(3) 보건복지부장관 또는 시·도지사는 제2항의 규정에 의한 지역보건의료계획 또는 그 연차별 시행계획의 시행결과를 평가한 때에는 그 결과를 공표할 수 있다.

### ▣ 보건소의 설치 등 (제7조, 시행령 제 7조)

- 보건소의 설치는 대통령령이 정하는 기준에 따라 당해 지방자치단체의 조례로 정한다.
  (1) 시·군·구별로 한 개소씩 설치하고, 시·군·구청장이 필요하다고 생각되는 경우 추가 설치·운영할 수 있다.
  (2) 추가 설치 시 행정안전부장관은 보건복지부장관과 미리 협의하여야 한다.

### ▣ 보건의료원 (제8조)

- 보건소 중 병원의 요건을 갖춘 보건소는 보건의료원 명칭을 사용할 수 있다.

### ▣ 보건소의 업무 (제9조)

(1) 국민건강증진·보건교육·구강건강 및 영양개선사업
(2) 감염병의 예방·관리 및 진료
(3) 모자보건 및 가족계획사업
(4) 노인보건사업
(5) 공중위생 및 식품위생
(6) 의료인 및 의료기관에 대한 지도 등에 관한 사항
(7) 의료기사·의무기록사 및 안경사에 대한 지도 등에 관한 사항
(8) 응급의료에 관한 사항
(9) 공중보건의사·보건진료원 및 보건진료소에 대한 지도 등에 관한 사항
(10) 약사에 관한 사항과 마약·향정신성의약품의 관리에 관한 사항
(11) 정신보건에 관한 사항

(12) 가정·사회복지시설 등을 방문하여 행하는 보건의료사업
(13) 지역주민진료, 건강진단·만성 퇴행성 질환 등의 질병관리에 관한 사항
(14) 보건에 관한 실험 또는 검사에 관한 사항
(15) 장애인의 재활사업 기타 보건복지부령이 정하는 사회복지사업
(16) 기타 지역주민의 보건의료의 향상·증진 및 이를 위한 연구 등에 관한 사업

■ 보건지소의 설치 (제10조, 시행령 제8조)
(1) 대통령령이 정하는 기준에 따라 당해 지방자치단체의 조례로 설치할 수 있다.
(2) 법 제10조의 규정에 의하여 보건지소를 설치할 수 있는 기준은 읍·면 (보건소가 설치된 읍·면을 제외한다)마다 1개소씩으로 한다. 다만, 시장·군수·구청장은 지역주민의 보건의료를 위하여 특히 필요하다고 인정하는 경우에는 필요한 지역에 보건지소를 설치·운영하거나 수 개의 보건지소를 통합하여 1개의 통합보건지소를 설치·운영 할 수 있다.

■ 보건소의 조직 (제11조)
(1) 보건소의 조직에 관하여는 대통령령이 정하는 사항 외에는「지방자치법」제112조의 규정에 의한다.
(2) 보건소의 조직기준 (시행령 제9조)
   ① 보건소의 조직기준을 정할 때 행정안전부장관은 미리 보건복지부장관과 협의하여야 한다.
   ② 보건소의 조직은 당해 시·군·구의 인구규모, 지역특성, 보건의료수요 등을 감안하고 다른 지방자치단체와의 균형을 유지하여 합리적으로 정하여야 한다.
   ③ 보건소의 기능과 업무량이 변경될 경우에는 그에 따라 보건소의 조직과 정원도 조정하여야 한다.
(3) 보건소장 (시행령 제11조)
   ① 보건소에 보건소장 1인
   ② 의사의 면허를 가진 자 중에서 시·군·구청장이 임용
   ③ 의사면허를 가진 자 아닐 경우에는 지방공무원임용령 별표 1에 의한 보건의무직군의 공무원을 보건소장으로 임용
   * 보건의무직군의 공무원을 보건소장으로 임용하고자 하는 경우에는 당해 보건소에서 실제로 행하는 업무의 직렬의 공무원으로서 보건소장에 임용되기 이전 최근 5년 이상 근무한 경험이 있는 자 중에서 임용
   ④ 보건소장은 시·군·구청장의 지휘 감독을 받아 보건소의 업무를 관장하고, 소속공무원을 지휘·감독하며, 관할 보건지소와「농어촌 등 보건의료를 위한 특별조치법」제2조 제4항의 규정에 의한 보건진료소의 직원 및 업무에 대하여 지도·감독한다.
(4) 보건지소장 (시행령 제12조)
   ① 보건지소에 지소장 1인
   ② 보건지소장은 지방의무직 공무원 또는 전문직 공무원으로 임용
   ③ 보건지소장은 보건소장의 지휘·감독을 받음.

■ 전문인력의 적정배치 등 (제12조, 시행령 제10조, 시행규칙 제6조)
(1) 보건소에는 소장과 제9조 각 호의 규정에 의한 업무를 수행하는데 필요한 면허·자격 또는 전문지식을

가진 인력을 두어야 한다.

*의무·치무·약무·보건·간호·의료기술·식품위생·영양·보건통계·전산 등 보건의료에 관한 업무를 전담할 전문인력

① 전문인력 등의 면허 또는 자격의 종별에 따른 최소배치기준은 별표 2와 같다.
② 전문인력 등의 최소배치기준에 따른 전문인력 등의 정원을 확보하기 위하여 당해 시·군·구 (자치구를 말한다)의 직제 및 정원에 관한 규칙에 이를 반영하여야 한다.
③ 시장·군수·구청장은 특별한 사유가 없는 한 보건소 및 보건지소의 전문인력 등을 그 소지한 면허 또는 자격과 관련되는 직위에 보직하여야 한다.

(2) 시·도지사는 보건소의 전문인력 등의 적정배치를 위하여 필요하다고 인정하는 때에는 보건소간에 전문인력 등의 교류를 할 수 있다.

(3) 전문인력 등의 임용자격기준 (시행령 제13조)
 - 임용자격기준은 해당 분야의 면허 또는 자격을 소지한 자로 하되, 해당 분야의 업무에 2년 이상 종사한 자를 우선 임용하여야 한다.

(4) 전문인력 등의 배치 및 운영실태조사 (시행령 제15조)
 - 보건복지부장관은 전문인력 등 배치 및 운영실태조사를 2년마다 실시하여야 하며, 필요한 경우에는 수시로 그 실태조사를 할 수 있다.

(5) 전문인력 등의 결원보충 (시행령 제16조)
① 시·도지사 또는 시·군·구청장은 보건소에 전문인력 등의 결원이 생긴 때에는 지체없이 보충에 필요한 조치를 취한다.
② 결원보충을 위하여 필요한 때에는 보건복지부장관 또는 시·도지사에게 배치받기를 희망하는 전문인력 등 (이하 이 조에서 "임용희망자"라 한다)의 추천을 요청할 수 있다.

(6) 전문인력 등의 교류권고 (시행규칙 제8조)
 - 보건복지부장관이 시·도지사에게 전문인력 등의 비치 및 운영의 시정을 위한 전문인력 등의 교류를 권고할 수 있는 경우는 다음 각 호와 같다.
  ① 전문인력 등의 균형 있는 배치를 위하여 교류하는 경우
  ② 보건소 상호 간의 협조를 증진하기 위해 인접 보건소 간에 교류하는 경우
  ③ 전문인력 등의 연고지 배치를 위해 필요한 경우

## ■ 교육훈련

(1) 전문인력 등에 대한 교육훈련 (시행령 제14조, 시행규칙 제7조)
① 전문인력 등의 신규임용을 위한 기본교육훈련과 직무 분야별 전문교육훈련을 실시하여야 한다.
 - 시장·군수·구청장은 신규로 임용되거나 5급 이상 공무원으로 승진 임용된 전문인력 등에 대하여는 특별한 사유가 없는 한 그 직급과 직무 분야에 상응하는 기본교육훈련 과정을 이수하게 한 후에 보직하여야 한다. 다만, 보건복지부장관이 인정하는 교육훈련기관에서 소정의 과정을 마친 자는 보직 후에 기본교육 훈련을 실시할 수 있다.
② 교육훈련을 소속교육훈련기관에서 받게 하거나 다른 행정기관소속의 교육훈련기관 또는 민간교육기관에 위탁하여 받게 할 수 있다.

- 전문인력 등의 교육훈련을 다른 행정기관소속의 교육훈련기관 또는 민간교육훈련기관에 위탁하여 받게 한 때에는 교육훈련 비용의 전부 또는 일부를 해당교육훈련기관에 보조할 수 있다.

(2) 교육훈련의 대상 등 (시행령 제17조)
① 기본교육훈련 : 당해 직급의 공무원으로서 필요한 능력과 자질을 배양할 수 있도록 신규로 임용되는 전문인력 등을 대상으로 하되, 교육훈련기간은 3주 이상으로 한다.
② 전문교육훈련 : 보건소에서 현재 담당하고 있거나 담당할 직무분야에 필요한 전문적인 지식과 기술을 습득할 수 있도록 재직 중인 전문인력 등을 대상으로 하되, 교육훈련기간은 1주 이상으로 한다.

## ■ 시설의 이용 (제13조)

(1) 보건소는 보건의료에 관한 실험 또는 검사를 위하여 의사·치과의사·한의사·약사 등에게 그 시설을 이용하게 하거나, 타인의 의뢰를 받아 실험 또는 검사를 할 수 있다.

(2) 시설이용의 편의제공 등 (시행령 제18조)
① 시·도지사, 시장·군수·구청장, 보건소장 및 관계공무원은 법 제13조의 규정에 의한 보건소의 시설 이용, 실험 또는 검사의 의뢰에 대하여 정당한 사유없이 이를 거부할 수 없으며 필요한 편의를 제공하여야 한다.
② 보건소장은 제①항의 규정에 의하여 타인의 의뢰를 받아 실험 또는 검사를 한 때에는 그 결과를 지체 없이 의뢰인에게 통지하여야 한다.

## ■ 수수료 등 (제14조)

(1) 보건소는 시설을 이용한 자, 실험·검사를 의뢰한 진료를 받은 자로부터 수수료·진료비를 징수할 수 있다.

(2) 수수료와 진료비는 보건복지부령이 정하는 기준에 따라 당해 지방자치단체의 조례로 정한다.

## ■ 보건소·보건지소의 시설·장비 등 (제15조)

(1) 보건소와 보건지소는 보건복지부령이 정하는 기준에 적합한 시설·장비를 갖추어야 한다.

(2) 보건소장은 지역주민이 보건소 또는 보건지소를 쉽게 알아볼 수 있고 이용하기에 편리하도록 보건복지부령이 정하는 표시를 하여야 한다.

※ 법 제15조의 규정에 의한 보건소·보건지소의 시설·장비 및 표시의 기준은 별표 3과 같다.

## ■ 보건소 등의 회계 (제17조)

- 보건소·보건지소의 수수료 및 진료비의 수입은 수입 대체 경비의 방법으로 직접 사용할 수 있으며, 회계 사무는 지방자치단체의 규칙이 정하는 바에 의해 간소화할 수 있다.

## ■ 건강진단 등의 신고 (제18조)

(1) 의료기관 아닌 자가 지역주민 다수를 대상으로 건강에 영향을 미치는 행위 (건강진단, 예방접종, 순회진료 등) 등을 하고자 하는 경우 관할 보건소장에게 신고하여야 한다. 의료기관이 의료기관 외의 장소에서 지역주민 다수를 대상으로 건강진단 등을 하고자 하는 경우에도 같다.

(2) (1)을 실시하기 3일 전까지 건강진단 등 신고서에 다음 각 호의 서류를 첨부하여 관할 보건소장에게 신고하여야 한다.
① 의사 · 치과의사 또는 한의사 면허증 사본 1부
② 의료기관 개설허가증 또는 신고증 사본 1부 (의료기관에 한한다)

### ▣ 비용의 보조 (제19조)

(1) 국가와 시 · 도는 보건소의 설치와 운영에 필요한 비용 및 지역보건의료계획의 시행에 필요한 비용의 일부를 보조할 수 있다.
(2) 범위
① 설치비 및 부대비 : 2/3 이내
② 운영비 및 지역보건의료계획의 시행 비용 : 1/2 이내

### ▣ 보고 등 (제20조, 시행규칙 제12조)

- 보건복지부장관은 보건소의 설치 · 운영에 관하여 보고 · 지도 · 감독할 수 있다.
(1) 시 · 군 · 구청장은 보건소의 설치 · 운영에 관하여 매년 6월말과 12월말에 별지 5호 서식의 보건소 설치 운영 현황에 대해 시 · 도지사를 거쳐 보건복지부장관에게 보고하여야 한다.
(2) 보건복지부장관은 보건소 설치 · 운영에 관한 지도, 감독을 위해 실태조사를 하게 할 수 있으며, 실태조사 결과 부적절하다고 판단 시 당해 지방자치단체에 대해 시정 요구를 할 수 있다.

### ▣ 유사명칭 사용금지 (제21조)

- 이 법에 의한 보건소 · 보건의료원 또는 보건지소가 아니면 각각 보건소 · 보건의료원 · 보건지소라는 명칭 사용하지 못한다 (위반 시 300만원 이하의 벌금).

### ▣ 의료법에 대한 특례 (제22조)

(1) **보건의료원** :「의료법」제3조 제②항 제③호에 따른 병원 또는 같은 항 제①호에 따른 치과의원 또는 한의원으로 본다.
(2) **보건소 및 보건지소** : 같은 호에 따른 의원, 치과의원 또는 한의원으로 본다.

### ▣ 권한의 위임 등 (제24조)

(1) 보건복지부장관은 대통령령이 정하는 바에 의하여 시 · 도지사 또는 시 · 군 · 구청장에게 권한 위임할 수 있다.
(2) 시 · 도지사 또는 시 · 군 · 구청장은 위임 또는 재위임받은 업무에 대하여 대통령령이 정하는 바에 의해 그 일부를 의료기관 기타 보건의료관련기관 · 단체에게 위탁하거나 의료인에게 그 업무의 일부를 대행하게 할 수 있다.
(3) 업무의 위탁 및 대행 (시행령 제22조)
① 의료기관 기타 보건 의료관련기관 · 단체에게 위탁할 수 있는 업무
a. 감염병의 진료

b. 감염병의 예방업무 중 방역 소독업무

c. 가정·사회복지시설 등을 방문하여 행하는 보건의료사업

d. 특수한 전문지식 및 기술을 요하는 진료, 실험 또는 검사업무

e. 기타 지역주민의 보건의료의 향상·증진을 위하여 필요 인정업무

② 의료인에게 대행하게 할 수 있는 업무

a. 특수한 전문지식 및 기술을 요하는 진료업무

b. 기타 지역주민의 보건의료 향상·증진을 위하여 인정되는 업무

(4) 업무를 위탁한 경우에는 그 비용의 전부 또는 일부를 보조할 수 있고, 의료인에게 그 업무의 일부를 대행하게 한 경우에는 그 업무수행에 소요되는 실비를 변상할 수 있다.

(5) 비용보조, 실비변상, 기타 업무의 위탁 또는 대행에 관하여 필요한 사항은 당해 지방자치단체의 조례로 정한다.

■ 과태료 (제26조)

(1) 300만원 이하의 과태료

① 제18조의 규정에 의한 신고를 하지 아니하거나 허위로 신고하고 건강진단 등을 행한 자

② 보건소·보건의료원·보건지소에 대한 유사명칭 사용자

(2) 과태료 부과·징수 등

① 당해 지방자치단체의 조례가 정하는 바에 따라 당해 시·도지사 또는 시장·군수·구청장이 부과·징수한다.

② 과태료 처분에 불복이 있는 자는 그 처분의 고지를 받은 날부터 30일 이내에 당해 시·도지사 또는 시장·군수·구청장에게 이의를 제기할 수 있다.

③ 이의 제기 하였을 때 부가권자는 지체없이 관할 법원에 통보하여 과태료의 재판을 한다.

④ 기간 내 이의를 제기하지 않고 납부하지 않을 시 지방세 체납처분의 예에 의하여 이를 징수한다.

■ **[별표 1] 보건소에서 관장할 수 있는 업무의 예시 (제5조 제1항 관련)**〈개정 2010. 3. 19〉

| 구분 | 업무 |
|---|---|
| 1. 국민건강증진 · 보건교육 · 구강건강 및 영양개선사업 ||
| 가. 국민건강증진 | (1) 주민건강의 증진에 관한 세부계획의 수립 · 시행<br>(2) 금연 및 절주운동 (교육 · 홍보)<br>(3) 담배자판기 설치 단속<br>(4) 19세 미만의 자에 대하여 담배를 판매한 자에 대한 과태료 부과<br>(5) 금연 · 흡연 구역을 구분하여 지정하지 아니한 자에 대한 과태료 부과<br>(6) 질병의 조기발견을 위한 검진 및 처방<br>(7) 혼인 전 건강확인의료기관의 지정<br>(8) 지역사회의 보건문제에 관한 조사 · 연구<br>(9) 건강상담 및 건강교실의 운영<br>(10) 보건소 이용주민의 개인별 건강상태 기록 · 유지 |
| 나. 보건교육 | (1) 개인 또는 집단에 대한 보건교육 실시<br>  (가) 금연 · 절주 등 건강생활의 실천에 관한 사항<br>  (나) 만성 퇴행성질환 등 질병의 예방에 관한 사항<br>  (다) 영양 및 식생활에 관한 사항<br>  (라) 구강건강에 관한 사항<br>  (마) 공중위생에 관한 사항<br>  (바) 건강증진을 위한 체육활동에 관한 사항<br>  (사) 기타 건강증진사업에 관한 사항<br>(2) 보건교육을 실시할 의무가 있는 사업장 · 의료기관 및 단체에 대한 보건교육의 계획 및 결과에 관한 자료 요청 |
| 다. 구강건강 | (1) 구강건강사업계획의 수립 · 시행<br>(2) 구강건강에 관한 교육사업<br>(3) 수돗물에 대한 불소화사업<br>(4) 구강건강에 관한 조사 · 연구사업<br>(5) 충치예방을 위한 치아홈메우기 사업<br>(6) 불소용액 양치사업 |
| 라. 영양개선사업 | (1) 영양교육사업<br>  (가) 영양지도의 계획 · 분석<br>  (나) 영양교육자료의 개발 · 홍보 및 영양교육<br>  (다) 지역주민의 영양지도(영 · 유아 · 임산부 · 수유부 · 노인 · 환자 및 성인의 영양관리 및 상담<br>(2) 영양개선에 관한 조사 · 연구사업<br>(3) 국민영양 상태에 관한 평가사업<br>  (가) 영양조사 및 지역주민의 영양평가 실시<br>  (나) 지역주민의 영양조사결과 자료활용<br>(4) 집단급식시설에 대한 현황파악 및 급식업무지도<br>(5) 기타 영양과 식생활개선에 관한 사항 |

| 구분 | 업무 |
|---|---|
| 2. 감염병의 예방·관리 및 진료 ||
| 가. 법정감염병 및 지정 감염병의 예방·관리 | (1) 감염병예방을 위한 주민홍보·계도<br>(2) 법정감염병의 신고수리<br>(3) 관할구역 안에 거주하는 감염병환자 또는 의사환자에 관한 환자명부의 작성 비치 및 상황보고<br>(4) 디프테리아·폴리오·백일해·홍역·파상풍·결핵·B형 간염 기타 보건복지부장관이 지정하는 감염병에 관한 정기·임시 예방접종 실시<br>(5) 예방접종의 공고<br>(6) 예방접종의 유예 및 예방접종유예신고필증의 교부<br>(7) 예방접종증명서의 교부<br>(8) 예방접종에 관한 기록의 작성 및 보관<br>(9) 예방접종의 보고접수 및 보관<br>(10) 제1종 감염병환자의 수용에 필요한 격리병사·격리소 설치<br>(11) 제1종 감염병의 예방에 필요한 소독소 설치<br>(12) 제3종 감염병의 예방에 필요한 진료소 설치<br>(13) 제1종 감염병환자의 격리 수용장소의 지정<br>(14) 제3종 감염병환자 중 격리 수용환자의 범위 지정<br>(15) 제1종 감염병 환자에 대한 방역조치<br>(16) 예방위원의 임명 또는 위촉<br>(17) 방역기동반의 편성·운영<br>    (가) 감염병 예방상 필요한 청소·소독 등의 방역조치<br>    (나) 감염병에 대한 역학조사 및 감염병의 발생과 유행의 예측조사 |
| 나. 후천성 면역결핍증 관리 | (1) 후천성 면역결핍증에 관한 정기 또는 수시검진<br>(2) 후천성 면역결핍증에 관한 역학조사<br>(3) 후천성 면역결핍증 검사확인서 발급<br>(4) 감염자 관리명부 작성·관리 |
| 다. 결핵관리 | (1) 예방접종에 관한 기록의 작성·보존<br>(2) 결핵진료소와 결핵요양소의 설치<br>(3) 정기 건강진단 날짜 또는 기간의 지정<br>(4) 예방접종의 공고<br>(5) 예방접종증명서의 교부<br>(6) 감염성 결핵환자에 대한 의료의 실시 |

| 구분 | 업무 |
|---|---|
| 3. 모자보건 및 가족계획사업 | (1) 모자보건사업 및 가족계획사업의 세부계획 수립·시행<br>(2) 모자보건기구의 설치·운영<br>　(가) 임산부의 산전관리·산후관리 및 분만관리와 응급처치에 관한 사항<br>　(나) 영·유아의 건강관리 및 예방접종에 관한 사항<br>　(다) 피임시술 및 피임약제의 보급에 관한 사항<br>　(라) 부인과질병 및 그에 관련되는 질병의 예방에 관한 사항<br>　(마) 장애아동의 발생예방 및 건강관리에 관한 사항<br>　(바) 보건에 관한 지도·교육·연구·홍보 및 통계관리에 관한 사항<br>(3) 임산부의 사망·사산 및 신생아의 사망보고 접수<br>(4) 임산부 또는 영·유아에 대한 모자보건수첩의 발급<br>(5) 임산부·영·유아에 대한 정기 건강진단·예방접종 및 의료지원 |
| 4. 노인보건사업 | (1) 노인요양시설에의 입소 조치<br>(2) 노인에 대한 건강진단 및 보건교육<br>(3) 재가노인복지사업을 하는 자에 대한 지원<br>(4) 건강진단의 공고<br>(5) 건강진단기관의 지정 |
| 5. 공중위생 및 식품위생 | |
| 가. 식품접객업소의 위생개선을 위한 지도 | (1) 식품위생감시원의 임명<br>(2) 식품접객영업시설의 설치 지도<br>(3) 식품접객업소의 위생등급 지정<br>(4) 식품접객업소에 대한 출입·검사·수거<br>(5) 식품접객업소의 영업허가 및 취소<br>(6) 식중독에 관한 조사·보고 |
| 나. 위생접객업·위생관련영업 및 위생용품제조업의 위생개선 지도 | (1) 위생접객업소의 등급 설정<br>(2) 위생접객업의 신고수리<br>(3) 위생관련영업 및 위생용품제조업의 신고수리<br>(4) 위생접객업의 휴업·폐업신고수리<br>(5) 영업장소의 출입 검사<br>(6) 공중위생에 관한 지도와 명령<br>(7) 시설·설비의 개수명령 및 폐기 처분<br>(8) 영업정지 등 행정 처분 |
| 다. 공중이용시설의 위생관리 | (1) 공중이용시설의 신고수리<br>(2) 공중이용시설의 검사 및 시정지시<br>(3) 위생관리담당자의 지정·해제신고수리<br>(4) 공중위생감시원의 임명 |

| 구분 | 업무 |
|---|---|
| 6. 의료인 및 의료기관에 대한 지도 등에 관한 사항 ||
| 가. 의료기관의 개설 및 지도에 관한 사항 | (1) 의원·치과의원·한의원 및 조산원의 개설신고수리<br>(2) 부속의료기관의 개설신고수리<br>(3) 의료기관의 진단용 방사선 발생 장치의 설치·운영신고수리<br>(4) 의료기관의 휴업·폐업신고수리 |
| 나. 의료에 관한 지도·감독 및 행정처분 | (1) 의료기관의 업무개시명령<br>(2) 의료기관 또는 의료인에 대한 보고명령<br>(3) 업무상황·시설 또는 진료기록부·간호기록부 등의 검사<br>(4) 의료시설·장비사용의 제한 또는 금지 처분<br>(5) 의료기관에 대한 업무 정지·허가 취소·폐쇄 처분 및 과징금부과<br>(6) 의료지도원의 임명 |
| 7. 의료기사·의무기록사 및 안경사에 대한 지도 등에 관한 사항 | (1) 안경업소의 개설등록<br>(2) 안경업소의 휴업·폐업신고수리<br>(3) 안경업소의 개설자에 대한 보고명령 및 지도감독<br>(4) 안경업소의 영업정지 또는 등록 취소<br>(5) 과태료의 부과·징수<br>(6) 의료기사 등의 면허증 회수<br>(7) 치과기공소의 인정 및 휴업·폐업신고수리<br>(8) 치과기공소에 대한 감독 |
| 8. 응급의료에 관한 사항 | (1) 구급차의 운용<br>(2) 구급차의 운용신고수리<br>(3) 대량환자 발생에 대한 조치계획의 수립<br>(4) 대량환자 발생 및 활동상황보고 |
| 9. 농·어촌 등 보건의료를위한 특별조치법에 의한 공중보건의사·보건진료원 및 보건진료소에 대한 지도 등에 관한 사항 | (1) 공중보건의사의 시·군·구 안의 근무지역변경<br>(2) 공중보건의사의 인사관리부 비치<br>(3) 공중조건의사의 근무지역이탈허가<br>(4) 공중보건의사의 근무지역이탈보고<br>(5) 공중보건의사의 근무상황평가보고<br>(6) 공중보건의사의 복무에 관한 지도·감독<br>(7) 보건진료소의 설치·운영<br>(8) 보건진료원의 임용 및 근무지역 지정<br>(9) 보건진료원 직무교육대상자의 선발<br>(10) 보건진료원의 면직<br>(11) 보건진료원의 근무지역이탈허가<br>(12) 보건진료소의 운영상황보고<br>(13) 보건진료소의 업무지도·감독<br>(14) 보건진료원의 의료행위지도·감독 |

| 구분 | 업무 |
|---|---|
| 10. 약사 및 대마관리에 관한 사항 | |
| 가. 약사에 관한 사항 | (1) 약국의 개설등록 및 등록증의 교부<br>(2) 약국관리자의 승인<br>(3) 약국의 폐업신고 또는 휴업신고수리와 휴업한 약국의 재개신고수리<br>(4) 약국제제 또는 조제실제제의 제조품목신고수리 및 신고증교부<br>(5) 의료용구판매업의 등록 및 등록증의 교부<br>(6) 의약품취급자에 대한 보고명령·시설과 서류의 검사 및 의약품의 수거<br>(7) 의약품생산명령 또는 업무개시명령<br>(8) 의약품의 폐기 또는 처치명령<br>(9) 시설의 개수명령 또는 사용금지명령<br>(10) 약국의 개설등록 취소 및 업무정지 처분<br>(11) 약사감시원의 임명 |
| 나. 대마의 관리에 관한 사항 | (1) 대마취급자의 허가 및 허가증교부<br>(2) 대마의 재배·생산·폐기 및 연구의 관리<br>(3) 대마취급자의 업무폐지신고수리<br>(4) 대마취급자격상실자의 대마처리에 관한 사항<br>(5) 장부와 서류의 검사 및 대마의 수거<br>(6) 대마취급자의 허가 취소<br>(7) 대마감시원의 임명<br>(8) 몰수한 대마의 인수·폐기 및 처리<br>(9) 대마의 운반·보관·소지신고증교부 |
| 11. 정신보건에 관한 사항 | (1) 정신질환자의 발견·상담·진료 및 만성정신질환자의 관리<br>(2) 사회복귀시설의 설치허가<br>(3) 사회복귀시설의 폐지·휴지 및 재개신고수리<br>(4) 사회복귀시설의 설치허가취소 및 사업정지명령<br>(5) 정신과의원에 대한 폐쇄명령 및 사업정지명령<br>(6) 평가입원대상자의 진단 및 입원조치<br>(7) 정신질환자 중 입원대상자의 입원치료의뢰 및 통지<br>(8) 정신질환자의 퇴원·가퇴원·처우개선명령 및 입원조치의 해제 |
| 12. 가정 및 사회복지시설 등을 방문하여 행하는 보건 의료사업 | 방문보건의료사업 |
| 13. 지역주민에 대한 진료, 건강진단, 및 만성 퇴행성 질환 등의 질병관리에 관한 사항 | (1) 일반진료 (2) 치과진료<br>(3) 한방진료 (4) 만성 퇴행성 질환자의 등록·관리<br>(5) 희귀난치성질환자 의료비 지원사업 (6) 암환자 의료비 지원사업 |
| 14. 보건에 관한 실험 또는 검사에 관한 사항 | (1) 감염병환자 및 보균자 발견을 위한 검사<br>(2) 질병발생상황파악을 위한 검사·조사 및 실험연구사업<br>(3) 민간의료기관이 의뢰한 검사 |
| 15. 장애인재활사업 기타 보건복지부령이 정하는 사회복지사업 | (1) 장애인의 파악·관리<br>(2) 장애인의 검진·재활상담 및 시설에의 입소 |
| 16. 기타 지역주민의 보건의료의 향상·증진 및 이를 위한 연구 등에 관한 사업 | 지역주민에 대한 각종 질병의 유병률 조사 |

■ [별표 2] 전문인력 등의 면허 또는 자격의 종별에 따른 최소 배치 기준 (제6조 제1항 관련)

〈신설 2011.4. 28, 시행일 2014.1.1〉

1. 보건소

| 구분 / 직종별 | 특별시의 구 | 광역시의 구, 인구 50만 명 이상의 시의 구, 인구 30만 명 이상의 시 | 인구 30만 명 미만의 시 | 도농 복합 형태의 시 | 군 | 보건 의료원이 설치된 군 |
|---|---|---|---|---|---|---|
| 의사 | 3 | 3 | 2 | 2 | 1 | 6 |
| 치과의사 | 1 | 1 | 1 | 1 | 1 | 1 |
| 한의사 | - | - | - | 1 | 1 | 1 |
| 조산사 | (1) | (1) | (1) | (1) | (1) | (1) |
| 간호사 | 18 | 14 | 10 | 14 | 14 | 23 |
| 약사 | 3 | 2 | 1 | 1 | 1 | 2 |
| 임상병리사 | 4 | 4 | 3 | 4 | 2 | 4 |
| 방사선사 | 2 | 2 | 2 | 2 | 2 | 3 |
| 물리치료사 | 1 | 1 | 1 | 1 | 1 | 2 |
| 치과위생사 | 1 | 1 | 1 | 1 | 1 | 1 |
| 영양사 | 1 | 1 | 1 | 1 | 1 | 2 |
| 간호조무사 | (2) | (2) | (2) | (2) | (2) | (6) |
| 의무기록사 | - | - | - | - | - | 1 |
| 위생사 · 위생시험사 | (3) | (3) | (2) | (2) | (2) | (2) |
| 정신보건 전문요원 | 1 | 1 | 1 | 1 | 1 | 1 |
| 정보처리기사 · 정보처리기능사 | (1) | (1) | (1) | (1) | (1) | (1) |
| 응급구조사 | - | - | - | - | (1) | 1 |

비고) 1. 이 기준은 보건소장을 제외한 기준이며, 당해 지방자치단체의 실정에 따라 이 기준을 초과하여 필요한 전문 인력을 배치할 수 있다.
2. 의사 및 치과의사의 기준은 공중보건의사를 포함한다.
3. 한의사의 기준은 공중보건의사로서의 한의사가 배치되는 경우에 적용한다.
4. 조산사 및 간호조무사는 간호사 전체 인력의 범위 안에서 간호사에 갈음하여 배치할 수 있다.
5. 위생사 및 위생시험사의 기준은 보건소에서 위생업무를 관장하는 경우에 한하여 적용한다.
6. 정보처리기사 · 정보처리기능사 및 응급구조사의 기준 중 (   )로 표시된 기준은 당해 시 · 군 · 구의 여건에 따라 이 기준을 조정하여 배치할 수 있다.
7. 영양사는 인구 5만명 미만의 군(보건의료원이 설치된 군을 제외한다.)지역의 경우에는  당해 군의 여건에 따라 이 기준을 조정하여 배치할 수 있다.

2. 보건지소

| 구분 | 의사 | 치과의사 | 간호사 또는 간호조무사 | 치과위생사 |
|---|---|---|---|---|
| 보건지소 | 1 | 1 | 3 | 1 |
| 통합보건지소 | 1×관할 읍·면수 | 1×관할 읍·면수 | 3×관할 읍·면수 | 1×관할 읍·면수 |

비고 : 1. 치과의사는 공중보건의사로서의 치과의사의 인력사정에 따라 이 기준을 조정하여 배치할 수 있다.
   2. 치과위생사는 치과의사의 배치를 고려하여 이 기준을 조정하여 배치할 수 있다.

■ [별표 3] 보건소 · 보건지소의 시설 · 장비 및 표시기준 (제9조의 3 관련)〈개정 2005. 6. 30〉

Ⅰ. 시설 및 장비기준
 1. 시설기준
  가. 진료실 : 일반진찰실, 처치실, 치과진료실, 한방진료실 및 물리치료실 등 진료에 필요한 시설
  나. 진료지원실 : 방사선실, 임상검사실 및 필름보관실 등 진료지원에 필요한 시설
  다. 보건사업실 : 구강보건실, 건강증진실, 재활치료실 및 금연클리닉 등 보건사업에 필요한 시설
 2. 장비기준
  가. 진료실 : 청진기, 청력 측정기, 진찰대, 혈압계, 심전도계, 내시경 및 방사선 사진판독기 등 진료에 필요한 장비
  나. 진료지원실 : 현미경, 원심분리기, 증류수 제조기 및 자동현상기 등 진료지원에 필요한 장비
  다. 보건사업실 : 방문진료세트, 시력측정기 및 색맹검사표 등 보건사업에 필요한 장비

Ⅱ. 표시기준
 - 보건소 및 보건지소의 표시는 심볼 마크와 함께 해당 지역명을 표시하여야 한다.

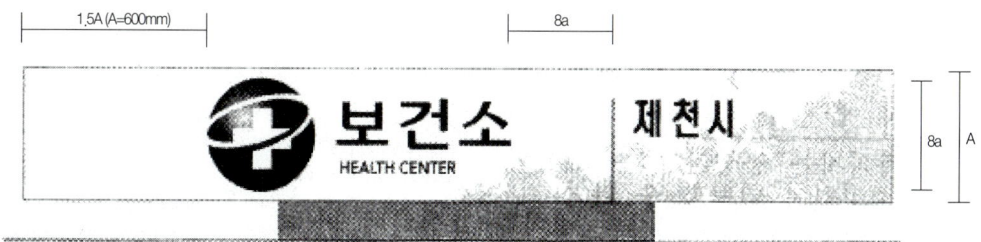

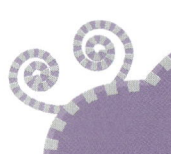

# CHAPTER 04 단원정리문제

**단원정리문제 해설**

**01** 지역보건법의 목적으로 맞지 않은 것은?

① 보건행정을 합리적으로 조직·운영
② 보건시책을 효율적으로 추진
③ 지역보건의료기관의 설치·운영
④ 국민보건의 향상에 이바지
⑤ 감염병의 효과적 예방

▶ - 보건소의 지역보건의료기관의 설치·운영
- 지역보건의료사업의 연계성 확보에 필요 사항 규정
- 보건행정을 합리적으로 조직·운영
- 보건시책을 효율적으로 추진
- 국민보건 향상에 이바지함.

**02** 국가의 의무로 맞지 않은 것은?

① 인력확보  ② 조사  ③ 연구
④ 정보수집  ⑤ 인력양성

▶ 인력확보는 시·도지사, 시·군·구청장의 의무이다.

**03** 시·군·구청장이 지역주민, 보건의료관련기관·단체·전문가의 의견을 들어 누구에게 제출하여야 하는가?

① 관할 보건소장
② 시·도지사
③ 대통령
④ 보건복지부장관
⑤ 시장

▶ 지역보건의료계획의 수립 등 (제3조)
- 시·군·구청장은 지역주민, 보건의료관련기관, 단체 및 전문가의 의견을 들어 당해 시·군·구의 지역보건 의료계획을 수립한 후 당해 시·군·구 의회를 거쳐 특별시장·광역시장·도지사에게 제출
- 시·도지사는 관할 시장·군수·구청장, 지역주민, 보건의료관련기관, 단체 및 전문가의 의견을 들어 시·도의 지역보건 의료계획을 수립한 후 당해 시·도 의회의 의결을 거쳐 보건복지부장관에게 제출

정답 : 1.⑤ 2.① 3.②

**04** 보건소장의 지휘, 감독권자는?

① 시·도지사　　② 보건복지부장관
③ 대통령　　　　④ 시장·군수·구청장
⑤ 행정자치부장관

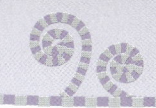

▶ 보건소장은 시·군·구청장의 지휘·감독을 받는다.

**05** 지역보건의료심사위원회의 구성인원이 아닌 사람은?

① 지역주민
② 보건의료관련기관
③ 보건의료관련전문인
④ 보건의료관련기관·단체임직원
⑤ 경찰공무원

▶ 지역보건 의료심사위원회의 구성 : 위원장 1인 포함 20인 내 위원
 - 지역주민
 - 보건의료 관련기관·단체임직원
 - 보건의료관련전문가
 - 관계공무원

**06** 지역보건의료계획 내용으로 맞지 않은 것은?

① 보건의료 수요 측정
② 보건의료에 관한 장·단기 공급대책
③ 보건의료 자원의 조달·관리
④ 보건의료의 전달체계
⑤ 사보험의 효율적 관리

▶ - 보건의료 수요 측정
 - 보건의료에 관한 장·단기 공급대책
 - 인력·조직·재정 등 보건의료 자원의 조달 및 관리
 - 보건의료 전달체계
 - 지역보건 의료에 관련된 통계의 수집 및 정리

정답 : 4_④  5_⑤  6_⑤

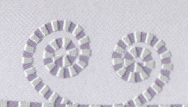

**07** 지역보건의료계획의 수립 방법에서 지역 주민의의견을 수렴하기 위한 공고 기간은?

① 1주 이상   ② 2주 이상
③ 3주 이상   ④ 4주 이상
⑤ 5주 이상

▶ 시 · 도지사 또는 시장 · 군수 · 구청장은 법 제4조 제2항의 규정에 의하여 지역보건의료계획을 수립하는 경우에는 그 주요 내용을 2주 이상 공고하여 지역주민의 의견을 수렴하여야 한다.

**08** 지역보건의료계획의 수립 시기는?

① 1년마다   ② 2년마다
③ 3년마다   ④ 4년마다
⑤ 5년마다

▶ 시 · 도지사 또는 시장 · 군수 · 구청장은 매년 4년마다 수립

**09** 시 · 도지사는 지역보건의료계획 및 연차별 시행계획을 언제까지 제출하여야 하는가?

① 전년도 3월말   ② 전년도 4월말
③ 전년도 6월말   ④ 전년도 10월말
⑤ 전년도 11월말

▶ - 시 · 도지사 계획 시행 : 전년도 11월말
  - 시 · 군 · 구청장 계획 시행 : 전년도 6월말

정답 : 7 ② 8 ④ 9 ⑤

**10** 시장·군수·구청장은 지역보건의료계획 및 연차별 시행계획을 언제까지 제출하여야 하는가?

① 전년도 3월말    ② 전년도 4월말
③ 전년도 6월말    ④ 전년도 10월말
⑤ 전년도 11월말

▶ 9번 해설 참조

**11** 보건소의 설치는 무엇으로 정하는가?

① 대통령령 기준에 따라 당해 지방자치단체의 조례
② 보건복지부령 기준에 따라 당해 지방자치단체의 조례
③ 대통령령 기준에 따라 당해 지방자치단체의 규칙
④ 보건복지부령 기준에 따라 의료법 시행령
⑤ 대통령령 기준에 따라 의료법 시행령

▶ 대통령령이 정하는 기준에 따라 당해 지방자치단체의 조례로 정함.

**12** 보건소 설치 기준은?

① 면    ② 읍
③ 동    ④ 군
⑤ 구가 설치되어 있는 광역시

▶ 보건소는 시·군·구별로 한 개소를 설치한다.

정답 : 10_③  11_①  12_④

**13** 보건소의 업무로 맞지 않은 것은?

① 공중위생 · 식품위생
② 모자보건 · 노인보건
③ 청소년 선도사업
④ 장애인의 재활사업
⑤ 국민건강증진 · 보건교육

**해설 연결**
- 정신보건에 관한 사항
- 가정 · 사회복지시설 등을 방문하여 행하는 보건의료사업
- 지역주민진료, 건강진단 · 만성 퇴행성 질환 등의 질병관리에 관한 사항
- 보건에 관한 실험 또는 검사에 관한 사항
- 장애인의 재활사업, 기타 보건복지부령이 정하는 사회복지사업
- 기타 지역주민의 보건의료의 향상 · 증진 및 이를 위한 연구 등

**14** 보건소 중 병원의 요건을 갖춘 보건소를 무엇이라고 하는가?

① 보건진료소        ② 보건병원
③ 의료보건소        ④ 보건의료원
⑤ 보건지소

**15** 보건소장의 자격으로 맞는 것은?

① 지방의무직
② 전문직 공무원
③ 행정직 공무원
④ 구강보건직 공무원
⑤ 의사면허를 가진 자

**단원정리문제 해설**

▶
- 국민건강증진 · 보건교육 · 구강건강 및 영양개선사업
- 감염병의 예방 · 관리 및 진료
- 모자보건 및 가족계획사업
- 노인보건사업
- 공중위생 및 식품위생
- 의료인 및 의료기관에 대한 지도 등에 관한 사항
- 의료기사 · 의무기록사 및 안경사에 대한 지도 등에 관한 사항
- 응급의료에 관한 사항
- 공중보건의사 · 보건진료원 및 보건진료소에 대한 지도 사항
- 약사에 관한 사항과 마약 · 향정신성 의약품의 관리에 관한 사항

▶ 보건소 중 병원의 요건을 갖춘 보건소는 보건의료원의 명칭 사용이 가능하다.

▶
- 보건소장은 의사의 면허를 가진 자 중에서 시·군·구청장이 임용
- 의사면허를 가진 자가 아닐 경우 보건의무직 공무원을 보건소장 임용
- 보건의무직 공무원 임용할 경우 최근 5년 이상 근무 경험

정답 : 13_③  14_④  15_⑤

**16** 보건소장을 보건의무직군의 공무원으로 임명할 때 경력이 몇 년 이상이어야 하는가?

① 1년 이상　　　　② 2년 이상
③ 3년 이상　　　　④ 4년 이상
⑤ 5년 이상

▶ 보건소장
- 보건의무직군의 공무원을 보건소장으로 임용하고자 하는 경우에는 당해 보건소에서 실제로 행하는 업무의 직렬의 공무원으로서 보건소장에 임용되기 이전 최근 5년 이상 근무한 경험이 있는 자 중에서 임용

**17** 보건지소장의 자격으로 맞는 것은?

① 전문직 공무원　　　② 행정직 공무원
③ 구강보건직 공무원　④ 의사면허를 가진 자
⑤ 치무직 공무원

▶ 보건지소장은 지방의무직 공무원 또는 전문직 공무원으로 임용

**18** 보건지소장은 누구의 감독·지휘를 받는가?

① 대통령　　　　　② 보건소장
③ 보건복지부장관　④ 시·군·구청장
⑤ 시·도지사

▶ 보건지소장
- 보건지소장은 보건소장의 지휘·감독을 받음.

정답 : 16_⑤　17_①　18_②

Chapter 04 지역보건법 | 195

**19** 재직 중인 자는 전문교육훈련을 얼마나 받아야 하는가?

① 1주 이상  ② 2주 이상
③ 3주 이상  ④ 4주 이상
⑤ 5주 이상

▶ - 기본교육훈련 : 신규임용 전문인력대상 교육훈련 기간은 3주 이상
  - 전문교육훈련 : 재직 중인 전문인력대상교육훈련 기간은 1주 이상

**20** 신규임용자는 기본교육훈련을 얼마나 받아야 하는가?

① 1주 이상  ② 2주 이상
③ 3주 이상  ④ 4주 이상
⑤ 5주 이상

▶ 19번 해설 참조

**21** 보건소에 두는 전문인력 자격기준은?

① 당해 분야의 업무에 1년 이상 종사한 자
② 당해 분야의 업무에 2년 이상 종사한 자
③ 당해 분야의 업무에 3년 이상 종사한 자
④ 당해 분야의 업무에 4년 이상 종사한 자
⑤ 당해 분야의 업무에 5년 이상 종사한 자

▶ 전문인력 등의 임용자격기준
  - 임용자격기준은 해당 분야 업무 2년 이상 종사한 자 우선 임용

정답 : 19_① 20_③ 21_②

**22** 보건소의 전문인력 등에 대하여 그 배치 및 운영실태를 조사할 수 있는 자는?

① 보건소장　　② 대통령
③ 국무총리　　④ 보건복지부장관
⑤ 도지사

 단원정리 문제 해설

▶ 보건복지부장관은 전문인력 등 배치 및 운영실태조사를 2년마다 실시

**23** 보건복지부장관은 배치·운영 실태조사를 몇 년마다 할 수 있는가?

① 1년마다　　② 2년마다
③ 3년마다　　④ 4년마다
⑤ 5년마다

▶ 22번 해설 참조

**24** 보건소 시설을 이용할 수 없는 사람은?

① 의사　　② 한의사　　③ 약사
④ 치과의사　　⑤ 수의사

▶ 보건의료에 관한 실험 또는 검사를 위해 ① 의사 ② 치과의사 ③ 한의사 ④ 약사 등에게 시설을 이용하게 하거나 타인의 의뢰를 받아 실험 또는 검사할 수 있음.

**25** 보건소의 진료비와 수수료 징수 시 기준은 무엇으로 정하는가?

① 보건복지부령　　② 대통령령
③ 법령　　④ 지방자치단체의 규칙
⑤ 행정자치부령

▶ 수수료
- 보건복지부장관이 정하는 기준에 따라 지방자치단체의 조례로 정함.

정답 : 22_④　23_②　24_⑤　25_①

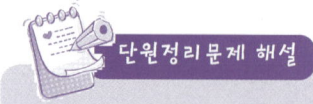

**26** 국고보조금의 한도는 설치비·부대비의 몇 운영비·지역보건의료계획의 시행비의 몇 이내인가?

① 설치비·부대비의 1/3 이내, 운영비·지역보건의료계획의 시행비의 1/4 이내
② 설치비·부대비의 2/3 이내, 운영비·지역보건의료계획의 시행비의 1/2 이내
③ 설치비·부대비의 1/3 이내, 운영비·지역보건의료계획의 시행비의 1/2 이내
④ 설치비·부대비의 2/3 이내, 운영비·지역보건의료계획의 시행비의 1/4 이내
⑤ 설치비·부대비의 1/3 이내, 운영비·지역보건의료계획의 시행비의 1/2 이내

▶ 비용의 보조
 - 설치비 및 부대비 : 2/3 이내
 - 운영비 및 지역보건의료계획의 시행 비용 : 1/2 이내

**27** 보건소·보건의료원·보건지소가 아니면 이들 명칭을 사용하여서는 안 된다. 이를 어길 시의 벌금은?

① 100만원 이하의 벌금
② 200만원 이하의 벌금
③ 300만원 이하의 벌금
④ 3년 이하의 징역 또는 1천 만원 이하의 벌금
⑤ 5년 이하의 징역 또는 2천 만원 이하의 벌금

▶ 유사명칭 사용 금지
 - 위반 시 300만원 이하의 벌금

**28** 의료기관, 보건의료관련기관·단체에게 위탁할 수 있는 업무로 맞지 않은 것은?

① 감염병 진료
② 방역소독 업무
③ 가정·사회복지시설 등을 방문하여 행하는 보건의료사업
④ 지역주민의 보건의료의 향상·증진을 위하여 특히 필요하다고 인정되는 업무
⑤ 학교보건교육

▶ - 감염병의 진료
 - 감염병의 예방업무 중 방역소독업무
 - 가정·사회복지 시설 등을 방문하여 행하는 보건의료사업
 - 특수한 전문지식 및 기술을 요하는 진료, 실험 또는 검사업무
 - 기타 지역주민의 보건의료 향상·증진을 위하여 필요 인정업무

정답 : 26_② 27_③ 28_⑤

**29** 의료기관이 아닌 자 또는 의료기관이 의료기관 외의 장소에서 지역주민 다수를 대상으로 건강진단을 할 경우 누구에게 신고하는가?

① 관할 보건소장　　　② 시장
③ 구청장　　　　　　④ 도지사
⑤ 보건지소장

▶ 의료기관 아닌 자가 지역주민 다수를 대상으로 건강에 영향을 미치는 행위 (건강진단, 예방접종, 순회진료 등) 등을 하고자 하는 경우 관할 보건소장에게 신고하여야 한다. 의료기관이 의료기관 외의 장소에서 지역주민 다수를 대상으로 건강진단 등을 하고자 하는 경우에도 같음.

**30** 과태료 부과·징수권자는?

① 보건복지부장관
② 보건지소장
③ 보건소장
④ 시·도지사, 시장·군수·구청장
⑤ 대통령

▶ 과태료
- 당해 지방자치단체의 조례가 정하는 바에 따라 당해 시·도지사 또는 시장·군수·구청장이 부과·징수

**31** 건강진단 등의 신고를 하지 아니하거나 허위로 신고하고 건강 진단 등을 행한 자의 과태료는?

① 100만원　　② 200만원　　③ 300만원
④ 400만원　　⑤ 500만원

▶ - 의료기관 외의 자가 건강진단 등을 신고하지 아니하거나 허위신고
- 보건소·보건의료원·보건지소에 대한 유사명칭 사용자

**32** 300만원 이하의 벌금에 해당하는 것으로 맞지 않은 것은?

① 보건소가 아니면서 보건소와 유사한 명칭 사용
② 의료기관이 아닌 자가 허위로 신고하고 건강진단을 한 경우
③ 보건의료원이 아니면서 보건의료원의 명칭 사용
④ 의료기관이 의료기관 외의 장소에서 신고 없이 건강진단을 행한 경우
⑤ 비밀누설 행위

▶ - 의료기관 외의 자가 건강진단 등의 신고하지 아니하거나 허위신고
보건소·보건 외료원·보건지소에 대한 유사명칭 사용자

정답 : 29_① 30_④ 31_③ 32_⑤

**33** 보건소장의 설명으로 맞지 않은 것은?

① 보건소장의 임용은 시장·군수·구청장이 한다.
② 보건소에는 보건소장 1인을 둔다.
③ 보건소장은 보건지소장을 지휘·감독한다.
④ 의사면허소지자 중 임명한다.
⑤ 보건복지부장관의 지휘·감독을 받는다.

**34** 지역보건의료계획의 시행 결과에 대한 평가를 할 수 있는 자는?

① 관할 경찰서장
② 군수
③ 보건지소장
④ 도지사
⑤ 보건소장

**35** 지역보건심의위원회는 몇 명 이내로 구성되는가?

① 8명
② 10명
③ 15명
④ 20명
⑤ 30명

**36** 지역보건의료심의위원회를 설치하는 곳으로 옳지 않은 것은?

① 특별시
② 면
③ 광역시
④ 도
⑤ 시·군·구

▶ 보건소장 (시행령 제11조)
- 보건소에 보건소장 1인
- 의사의 면허를 가진 자 중에서 시·군·구청장이 임용
- 의사면허를 가진 자가 아닐 경우 보건의무직 공무원을 보건소장 임용
- 보건의무직 공무원 임용할 경우 최근 5년 이상 근무 경험
- 보건소장은 시·군·구청장의 지휘·감독을 받는다.

▶ - 보건복지부장관 또는 시·도지사는 대통령령이 정하는 바에 의하여 시·도 또는 시·군·구의 지역보건의료계획의 시행결과를 평가할 수 있다.
- 평가를 위하여 시·군·구청장은 시행년도 다음해 2월 말까지 시·도지사에게, 시·도지사는 시행년도 다음해 3월 말까지 보건복지부장관에게 제출

▶ 지역보건심의위원회는 위원장 1인 포함 20인 내 위원으로 구성한다.

▶ 시·도지사 또는 시·군·구청장이 자문에 응하기 위해 둔다.

정답 : 33_⑤  34_④  35_④  36_②

**37** 광역시에서 보건소장을 임명할 수 있는 자는?

① 도지사　　　　　② 보건지소장
③ 구청장　　　　　④ 대통령
⑤ 보건복지부장관

▶ - 보건소장은 의사의 면허를 가진 자 중에서 시·군·구청장이 임용
　- 의사면허를 가진 자가 아닐 경우 보건의무직 공무원을 보건소장 임용
　- 보건의무직 공무원 임용할 경우 최근 5년 이상 근무 경험

**38** 보건소의 수수료와 진료비는 보건복지부령이 정하는 기준에 따라 무엇으로 정하는가?

① 지방자치단체 조례　② 행정자치부령
③ 대통령령　　　　　④ 보건복지부령
⑤ 법령

▶ 수수료
　- 보건복지부장관이 정하는 기준에 따라 지방자치단체의 조례로 정함.

**39** 보건소와 보건지소는 누가 정하는 기준에 따라 적합한 시설, 장비 등을 갖추어야 하는가?

① 보건복지부장관　　② 대통령
③ 도지사　　　　　　④ 시장·군수·구청장
⑤ 시·도지사

▶ 보건소·보건지소의 시설·장비
　-보건소는 보건복지부장관이 정하는 시설·장비를 갖추어야 한다.

**40** 의료법에 대한 특례로서 보건의료원은 의료법 상 어떤 의료기관으로 보는가?

① 요양원　　② 의원　　③ 보건진료소
④ 치과병원　⑤ 한의원

▶ 의료법에 대한 특례 (제22조)
　- **보건의료원** : 「의료법」 제3조 제2항제3호에 따른 병원 또는 같은 항 제1호에 따른 치과의원 또는 한의원으로 봄.
　- 보건소 및 보건지소: 같은 호에 따른 의원, 치과의원 또는 한의원으로 본다.

정답 : 37_③  38_①  39_①  40_⑤

# 참고문헌

신경해부 생리학, 청구문화사, 노민희, 용준환, 김계엽, 김동환
근골격계 생체역학, 영문출판사, 권미지
새용어 사람해부학, 현문사, 한국해부생리학교수협의회
신경과학, 정담미디어, Laurie Lundy-Ekman
임상신경해부학, 현문사, 이한기, 김명훈, 김본원, 김진상, 김철용
기능해부학, 현문사, 신흥철, 정학영 외
인체해부학, 청담미디어, 노민희, 이정수 외
인체생물학, 아카데미서적, 강성구, 강신성 외
해부학, 고려의학, 대한해부학회
생리학, 라이프사이언스, STUART IRA FOX
해부생리학, 영문출판사, Valerie C. Scanlon
질환별 물리치료, 영문출판사, 오셜리반 & 슈미츠
타이디 질환별 물리치료, 군자출판사, Stuart B. Porter
근골격계 질환별 물리치료, 현문사, 박지환
전기치료학, 하늘뜨락, 김순희, 김명훈, 민경옥, 박홍기, 박영한, 오경환
물리치료학 개론, 테라북스, 이인학, 고태성 외 3명
광선치료학, 대학서림, 박찬의, 박래준 외
냉,온을 이용한 물리치료학, 영문출판사, 박래준
수치료의 이론과 실제, 현문사, 박종철
보조기 의지학, 대학서림, 정진우
의지 보조기학, 탑메디오피아, 김장환
운동치료 총론, 영문출판사, 키스너 콜비
물리치료사를 위한 신경재활, 영문출판사, DarcyUmphred, Connie Carlson
고유수용성신경근촉진법, 대학서림, 구봉오, 권미지, 김경태, 김경환, 김명섭
신경물리치료학, 대학서림, 구봉오, 김수민, 권미지, 김상수
휴먼 퍼포먼스와 운동생리학, 대경북스, 정일규, 윤진환
근육검진, 영문출판사, 강세윤
물리치료 진단학, 영문출판사, 이현옥 외
정형도수치료 진단학, 현문사, DAVID J. MAGEE
임상 운동학, 영문출판사, 이현옥 외
근골격계의 기능해부 및 운동학, 정담미디어, 뉴만
재활의학, 한미의학, 박창일, 문재호
공중보건학, 고문사(KMS), 구성회 외 18명
의료기사법, 국가 법령 정보 센터, 법제처
의료법, 국가 법령 정보 센터, 법제처
지역보건법, 국가 법령 정보 센터, 법제처
감염병의 예방 및 관리에 관한 법률, 국가 법령 정보 센터, 법제처

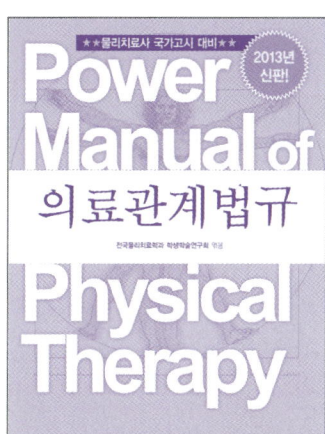

이 책은
yedangbook.co.kr 로도
구매할 수 있습니다.

| | |
|---|---|
| 편 저 | 전국물리치료학과 학생학술연구회 엮음 |
| 발행일 | 2013년 2월 |
| 펴낸이 | 최경락 |
| 펴낸곳 | 예당북스 |
| 신고번호 | 제 25100-2000-8호 |
| 주 소 | 서울시 강동구 동남로 67길 43, 2층(명일동)<br>Tel : 02)489-2413, 3427-2410 / Fax : 02)2275-0585 |
| ISBN | 978-89-6814-010-5<br>978-89-6814-001-3 (세트) |

- 잘못된 책은 본사와 서점에서 바꾸어 드립니다.
- 본사의 허락없이 임의로 내용의 일부를 인용하거나 전재, 복사는 행위를 금합니다.
- 책값은 뒤 표지에 있습니다.